Hauer

Ich ess ab heute kein Fleisch mehr!

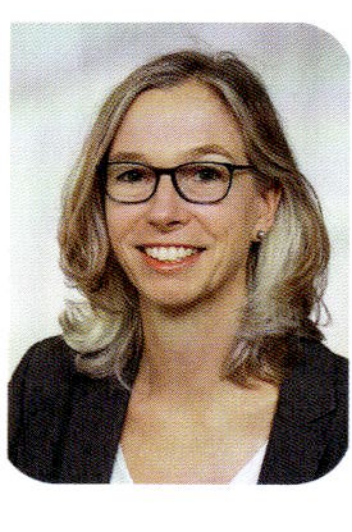

Dr. med. Barbara Hauer ist Ärztin und Gesundheitswissenschaftlerin (Master of Public Health) und in Ernährungsmedizin fortgebildet. Trotz ihres Fachwissens: Die Entscheidung ihrer Teenie-Tochter, auf Fleisch zu verzichten, stellte auch die Medizinerin und zweifache Mutter vor eine große Herausforderung. Wie stelle ich sicher, dass mein Kind mit allen Nährstoffen versorgt ist, und was ist bei der Auswahl und Kombination der Lebensmittel zu beachten? Einen einfachen und alltagstauglichen Ratgeber, der ihr diese Fragen beantwortet, suchte sie vergebens – also begab sie sich gemeinsam mit ihrer Tochter auf den spannenden Weg des Fleischverzichts, studierte Fachliteratur und experimentierte mit neuen Rezepten. Ihre Erfahrungen und ihr Wissen möchte sie nun mit allen Eltern teilen, die wie sie plötzlich einen frisch geschlüpften Veggie-Teenie am Esstisch sitzen haben.

Dr. med. Barbara Hauer

Ich ess ab heute kein Fleisch mehr!

Wenn aus Teenies Veggies werden – der Leitfaden einer Mutter und Ärztin

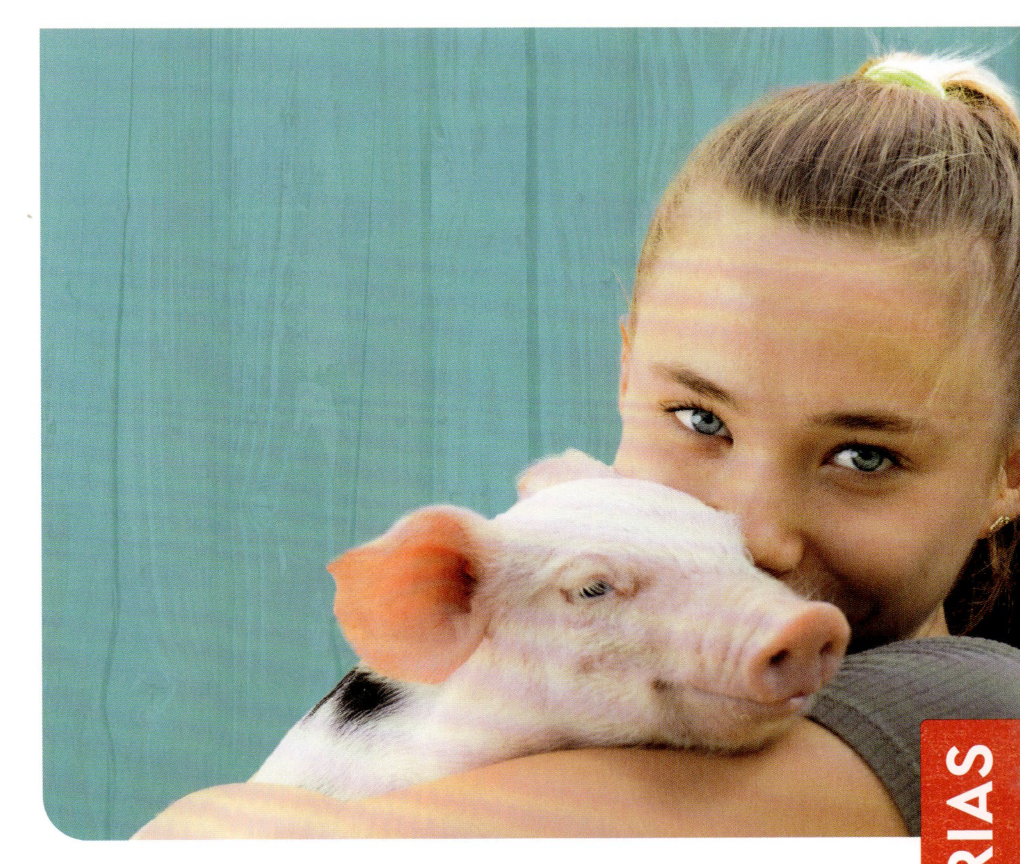

TRIAS

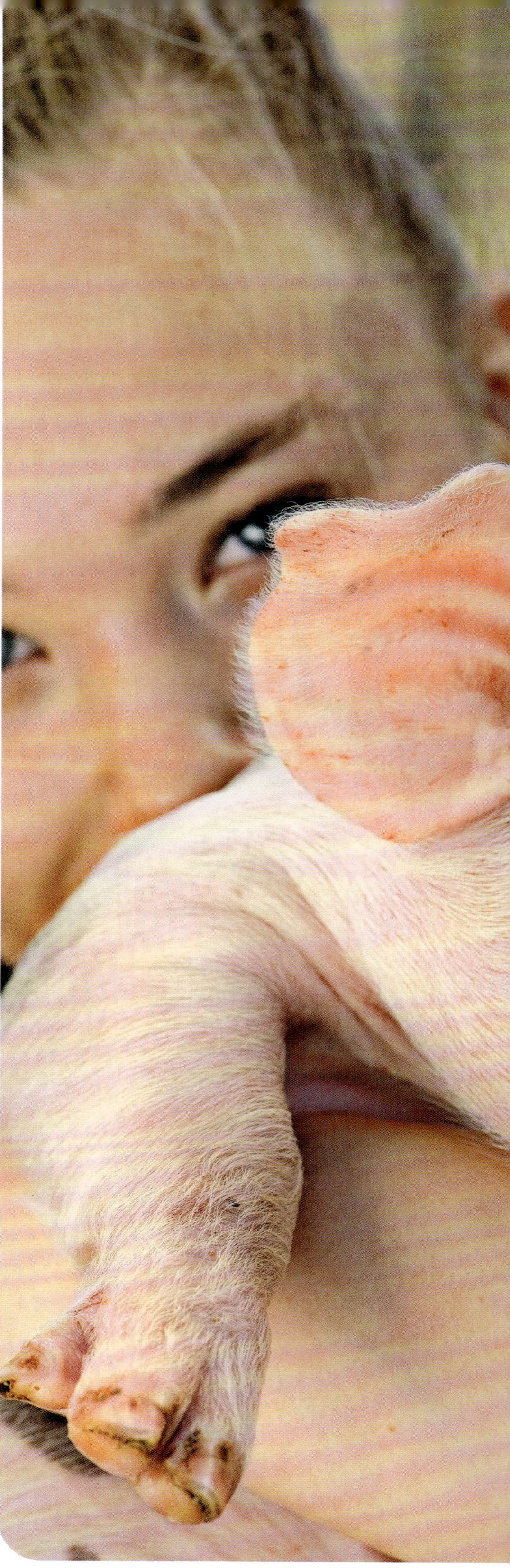

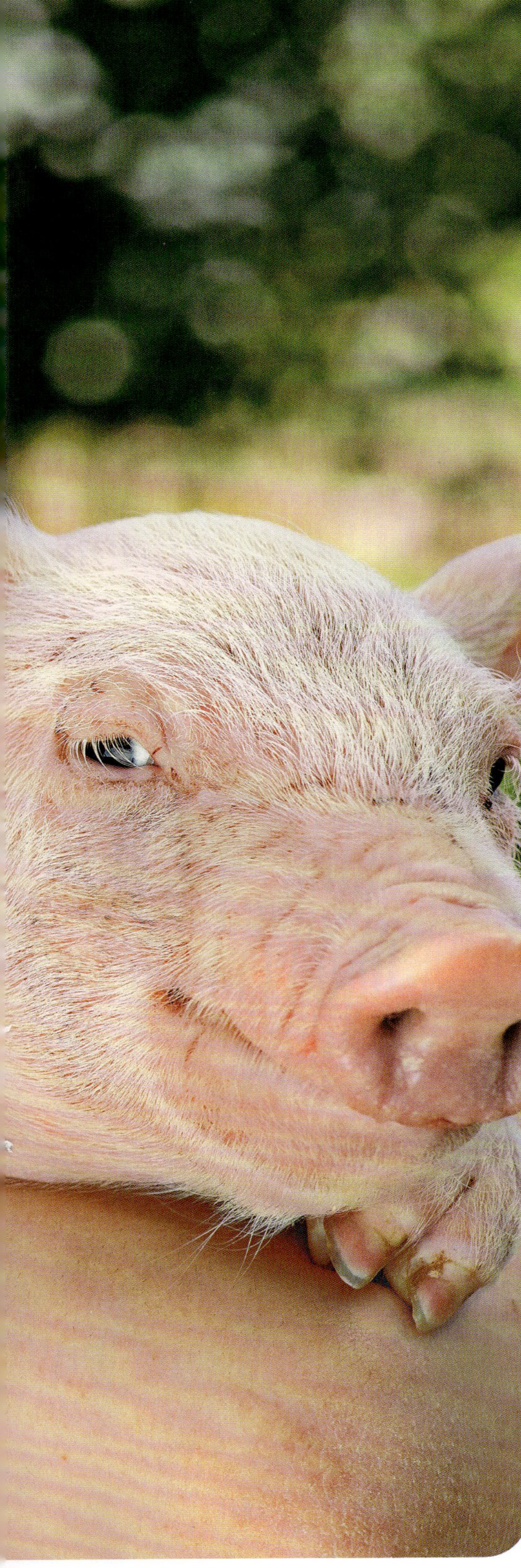

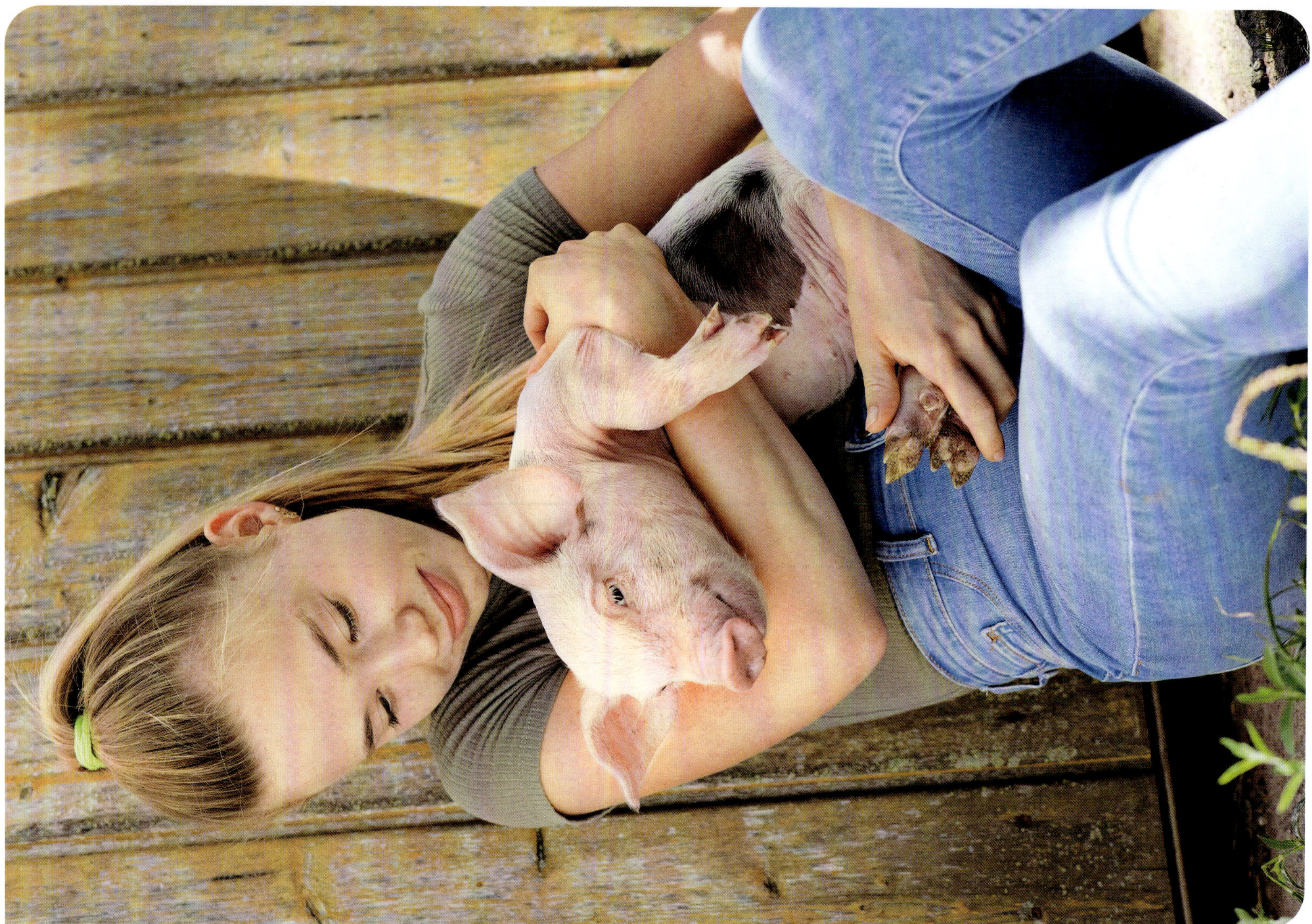

Warum es dieses Buch gibt

»Mama, ab heute esse ich kein Fleisch mehr.« Wirklich überrascht war ich von diesem Satz aus dem Mund meiner damals 12-jährigen Tochter nicht, aber sagen wir es einmal so: unvorbereitet. Ihr 6 Jahre älterer Bruder hatte ihr bei einer Würstchen-Mahlzeit recht plastisch erläutert, dass dafür ein Tier sterben musste. Angeblich geschah dies in bester pädagogischer Absicht, um ihr Respekt vor dem tierischen Leben zu vermitteln. Ich vermute eher weniger selbstlose Ziele – immerhin erreichte er damit, dass er auch ihr Würstchen essen durfte. Aus der daraus entstandenen Challenge »Du schaffst doch nicht mal eine Woche ohne Fleisch« wurde letztlich: eine Vegetarierin. Ein zusätzlicher Anstoß war die Schulhausaufgabe, den eigenen CO_2-Fußabdruck zu berechnen, und die damit verbundene Erkenntnis, dass pupsende Kühe erheblichen Anteil an der Erderwärmung haben.

Nun war meine Tochter, wie viele ihres Alters, durchaus wählerisch und bis dato nicht gerade berühmt für ihre Vorliebe für Obst, Gemüse und Ballaststoffe. Ich sorgte mich: Würde sie alle Vitamine und Nährstoffe bekommen, die sie für ihre Hirn- und Körperentwicklung braucht? Was, wenn sie sich jetzt nur noch von Nudeln und gelatinefreien Gummibärchen ernährte? Wie sollte ich vermeiden, dass wir uns am Esstisch wegen jedes Möhrchens und Salatblatts stritten?

Außerdem gehöre ich einer Generation an, deren Eltern nach harten Entbehrungen in den Kriegs- und Nachkriegsjahren endlich im Überfluss schwelgen durften. Die fleisch- und konservenlastige Küche meiner Mutter hat mich geprägt. Meine Kochkünste beschränkten sich auf etwa 1 bis 2 Dutzend ganz passabel schmeckende Gerichte. Zu meinem Leidwesen ist auch mein Mann kein passionierter Kochlöffelschwinger – freuen Sie sich, wenn das in Ihrer Familie anders ist! (Übrigens: Keine Sorge, auch ich bin in Sachen Rollenklischee empfindlich … Liebe Leser/Männer/Väter: Bitte fühlen Sie sich immer gleichermaßen angesprochen und verzeihen Sie mir, wenn aus Gründen der besseren Lesbarkeit gelegentlich nicht geschlechtsneutral formuliert wird!) Ich war dennoch prinzipiell der Ansicht, dass sich unsere vierköpfige Familie so weit ganz gut und ausgewogen ernährte. Bei genauerer Betrachtung musste ich jedoch erkennen, dass da durchaus noch Luft nach oben war.

Auf ins Projekt »Mein Kind ist Vegetarier«

Getreu meinem Hang zum Perfektionismus stürzte ich mich mit Feuereifer in das Projekt »Mein Kind ist Vegetarier« und machte mich auf die Suche nach einem alltagstauglichen Ratgeber für Menschen in meiner Situation: für Fleischesser, die wenig Ahnung von vegetarischer Kost haben, aber plötzlich mit der Aufgabe konfrontiert werden, einen frisch geschlüpften Vegetarier anzuleiten und mit gesundem Essen zu füttern. Dumm nur: So einen Ratgeber gab es nicht.

Ich musste feststellen, dass es gar nicht so einfach war, sich schnell und unkompliziert einen Überblick zu verschaffen – und dabei auch noch Spaß zu haben! Im Gegenteil, es hat Monate der Recherche und des Ausprobierens gebraucht, bis ich das Gefühl hatte, einigermaßen sicherstellen zu können, dass mein Kind sich vegetarisch *und* gesund ernährt. Dass auch andere Eltern sich mehr Unterstützung und Informationen wünschen, erfuhr ich in vielen Gesprächen mit Müttern in ähnlichen Situationen, von denen ich auch in diesem Buch berichte.

Zwar stapelten sich auch bei mir mehr und mehr Kochbücher, viele davon zweifelsfrei empfehlenswert. Von den angepriesenen Gerichten kamen aber immer nur wenige infrage. Irgendwo war immer ein Haken, da eines meiner Familienmitglieder eine der Hauptzutaten nicht mochte (Stichwort Brokkoli, Zucchini und Pilze ...). Oder es ging vor allem darum, die vermeintlichen Lieblingsgerichte Jugendlicher (sprich Burger/Schnitzel/Döner) als vegetarische Variante nachzuahmen – das war aber auch nicht das, wonach ich suchte.

Vielmehr wollte ich gerne erfahren, was grundsätzlich bei der Auswahl und Kombination geeigneter Lebensmittel zu beachten ist. Mein neu erworbenes Wissen wollte ich dann dazu nutzen, mir aus den zahlreichen verfügbaren Quellen passende Kochrezepte zusammenzusuchen. Ziel war es, mit überschaubarem Aufwand dauerhaft unseren alltäglichen Speiseplan mit gesunden und für alle wohlschmeckenden vegetarischen Gerichten zu bereichern.

Jetzt kommt die gute Nachricht: Sie können sich den Aufwand sparen, den ich betrieben habe. Ich habe meine persönlichen Erfahrungen und Erkenntnisse für Sie zusammengefasst und damit halten Sie hier genau das in den Händen, was ich damals gerne gehabt hätte!

Warum habe ausgerechnet ich dieses Buch geschrieben? In erster Linie bin ich eine »betroffene« Mutter. Aus Neugier und Solidarität, aber auch aufgrund diverser eigener Gesundheitsprobleme bin ich zusammen mit meiner Tochter den spannenden Weg des Fleischverzichts gegangen, esse jedoch bislang noch Fisch. Darüber hinaus bin ich aber auch Gesundheitswissenschaftlerin und Ärztin. Die Entscheidung meiner Tochter, Vegetarierin zu sein, habe ich zum Anlass genommen, beim Kneippärztebund einen Zusatzqualifikationskurs in Ernährungsmedizin zu absolvieren. Unstrittig ist: Das Potenzial einer guten Ernährung für ein gesteigertes Wohlbefinden und ein gesünderes Leben – auch durch die Vermeidung vieler Zivilisationskrankheiten – wird in unserer Gesellschaft noch viel zu wenig ausgeschöpft.

Was dieses Buch leisten möchte – und was nicht

Dieses Buch ist als hilfreiche und pragmatische Anleitung für Eltern vegetarisch lebender Jugendlicher gedacht und ist kein Handbuch für Studierende der Ernährungswissenschaften. Der Schwerpunkt liegt auf der ovo-lakto-vegetarischen Ernährung von Teenagern. Viele der beschriebenen Prinzipien gelten aber natürlich auch für etwas jüngere Kinder und für Erwachsene. Selbstverständlich richtet sich das Buch nicht nur an Eltern(teile), sondern an alle interessierten Personen, die sich mit dem Thema auseinandersetzen wollen oder müssen. Und selbst langjährige Vegetarier, die sicher manches besser wissen als ich, werden vielleicht noch die eine oder andere Anregung finden.

»Keep it simple« war mir ein Anliegen. Ziel ist es, Ihnen eine fundierte Wissensbasis zur vegetarischen Ernährung im Jugendalter zu vermitteln und damit Ihre Sorgen zu verringern, dass Ihr Teenager sich nicht gut genug ernährt. Ich möchte Ihnen dabei helfen, Ihren Speiseplan so zu gestalten, dass er den individuellen Bedürfnissen Ihrer Familie so weit wie möglich gerecht wird. Sie werden hier Tipps für den Umgang mit allerlei anderen Herausforderungen finden, welche die Ernährungsumstellung Ihres Nachwuchses möglicherweise für Sie und Ihr unmittelbares Umfeld mit sich bringt. Darüber hinaus erhalten Sie beispielhafte Rezept- bzw. Mahlzeitenideen, die sich nach Lust und Laune abwandeln lassen.

Auch aus rechtlichen Gründen möchte ich Sie darauf hinweisen, dass dieses Buch kein Ersatz für einen ärztlichen Rat, eine medizinische Behandlung oder eine Ernährungsberatung darstellt. Ich habe sämtliche Aussagen und Angaben sorgfältig recherchiert und nach bestem Wissen und Gewissen gemacht. Basis der meisten Angaben sind die Empfehlungen der Deutschen Gesellschaft für Ernährung (DGE). Da sich wissenschaftliche Erkenntnisse ändern können, kann dafür keine Gewähr übernommen werden.

Die am Ende des Buchs nach Kapiteln aufgeführten Literaturquellen und Links (Seite 141) sollen es Ihnen ermöglichen, bei Interesse weiterführende Informationen zu finden. Ich habe mich dabei bemüht, vor allem deutschsprachige, leicht verständliche und soweit möglich frei zugängliche Quellen – ohne Anspruch auf Vollständigkeit! – anzugeben. Bis auf wenige Ausnahmen habe ich bewusst auf Referenzen fachwissenschaftlicher Artikel verzichtet. Die wissenschaftlich Orientierten unter Ihnen mögen mir diesen anwendungsorientierten Ansatz verzeihen! Wer sich noch vertiefter mit dem Thema befassen möchte, sei auf die weiterführende Literatur und die dortigen Referenzen verwiesen.

Insbesondere wenn Nahrungsmittelallergien oder -unverträglichkeiten bestehen, weise ich ausdrücklich darauf hin, dass diese Personen bzw. ihre Sorgeberechtigten die alleinige Verantwortung für die korrekte Auswahl der für sie geeigneten Lebensmittel tragen. Gleiches gilt für mögliche Interaktionen mit einer medikamentösen Behandlung. Besondere Bedürfnisse, wie sie zum Beispiel Leistungssportler oder Jugendliche mit Unter-, Übergewicht oder Essstörungen haben, werden nicht berücksichtigt. Dieses Buch soll und kann keine individuelle Ernährungsberatung ersetzen, ebenso wenig die Beratung durch Ihre(n) Kinder-/Jugend- bzw. hausärztlich tätige(n) Arzt bzw. Ärztin.

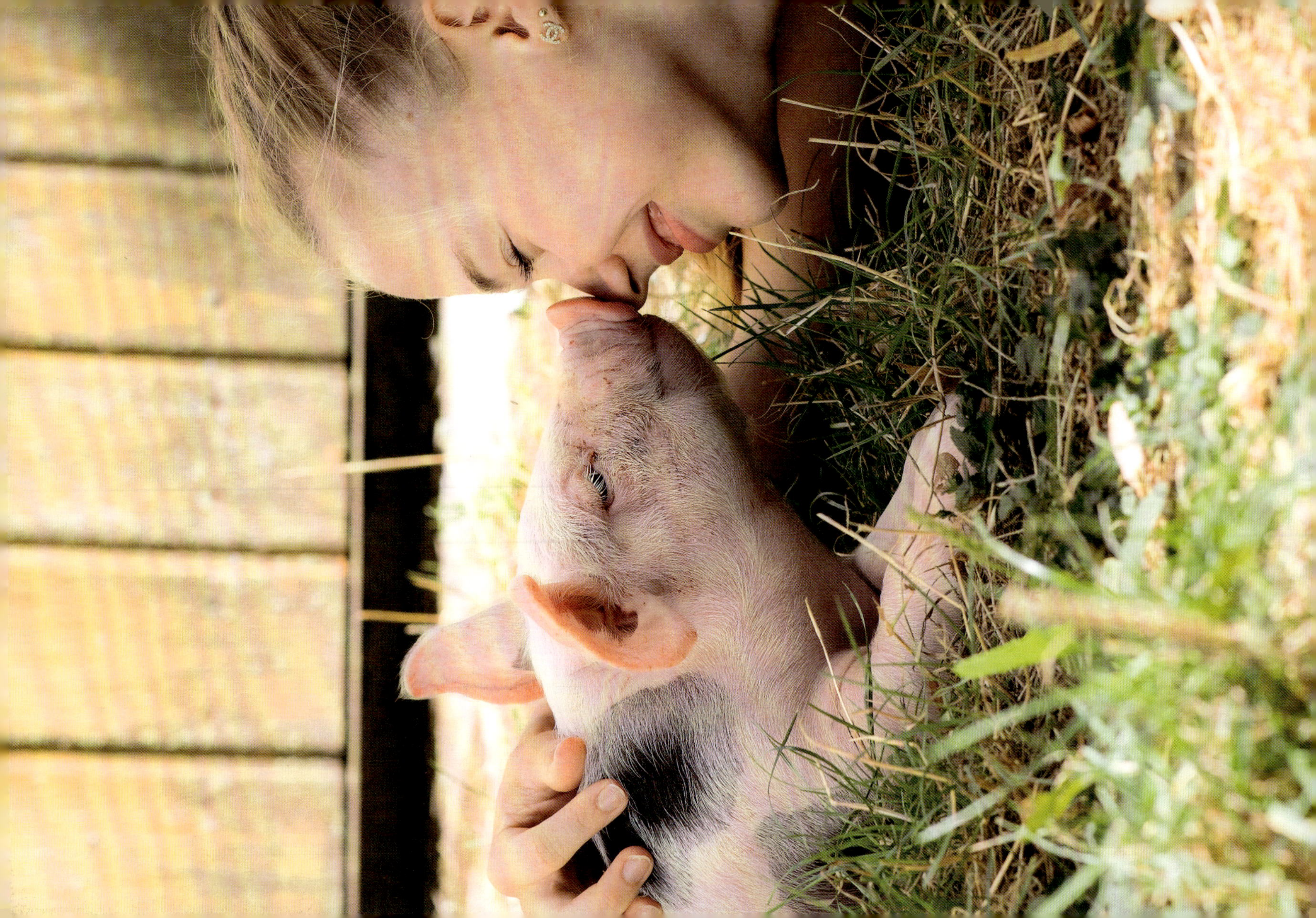

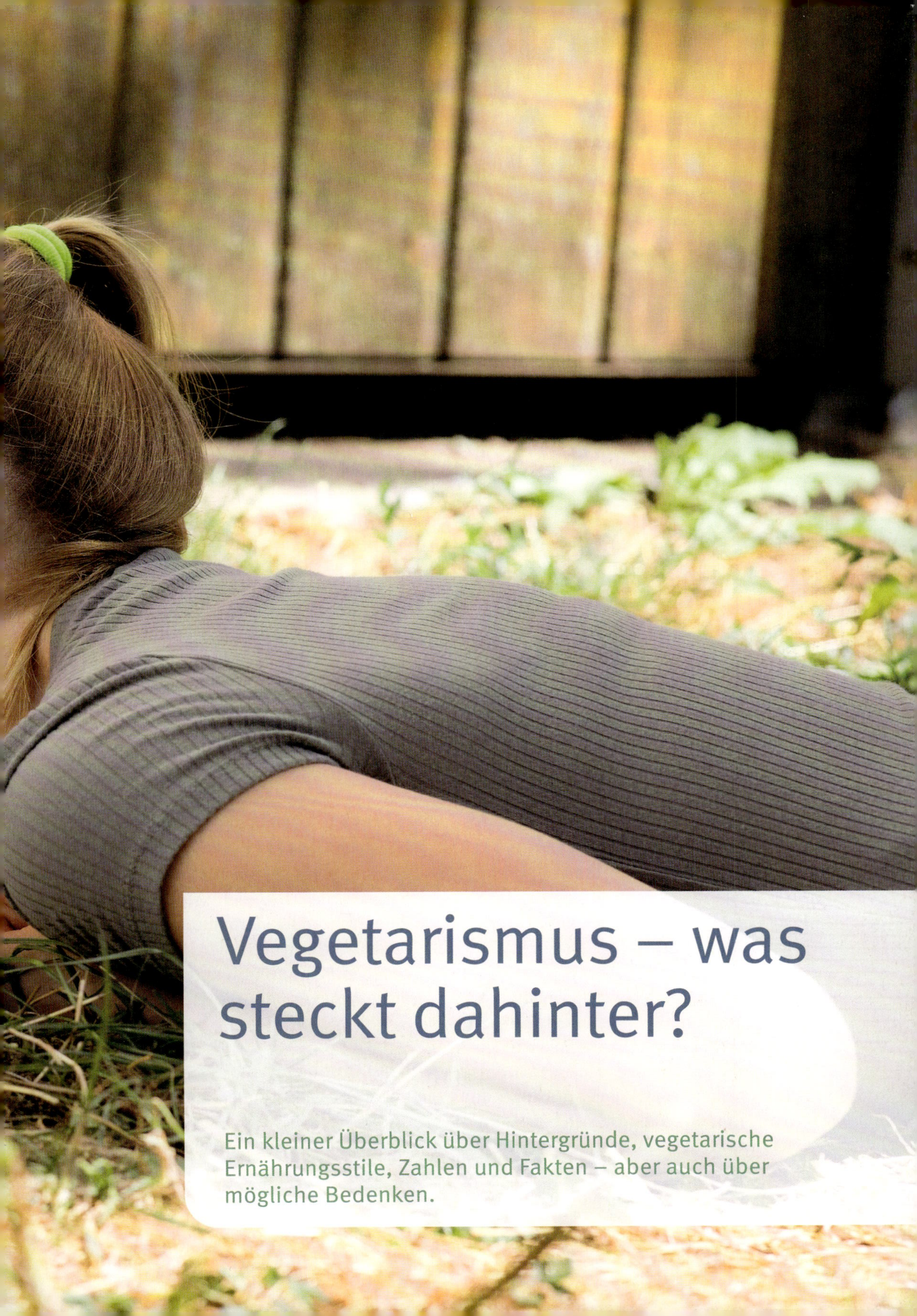

Vegetarismus – was steckt dahinter?

Ein kleiner Überblick über Hintergründe, vegetarische Ernährungsstile, Zahlen und Fakten – aber auch über mögliche Bedenken.

Besser informiert: Das sollten Sie wissen

Am Ende dieses Kapitels sind Sie mit allen Informationen rund um das Thema Vegetarismus bei Jugendlichen versorgt. Das hilft dabei, mit der Entscheidung Ihres Kindes, Vegetarier zu sein, gelassen umzugehen.

Vegetarismus ist keineswegs eine Erfindung unserer heutigen Zeit, in der Individualismus und Vielfalt eine so große Rolle spielen. Mit dem Wissen über gute und gesunde Ernährung sprießen heute zwar immer mehr unterschiedliche Ernährungsstile aus dem Boden, doch der Verzicht auf Fleisch und Fisch wird schon seit der Antike mal mehr, mal weniger praktiziert.

Kleine Geschichte des Vegetarismus

Keine Tiere zu essen war ursprünglich religiös/philosophisch begründet. Bereits in der griechischen Antike lebte die religiöse Gruppe der Orphiker vegetarisch. Auch Pythagoras und einige seiner Anhänger und Anhängerinnen ernährten sich bereits im 6. Jahrhundert vor Christus vegetarisch, nach seinem Grundsatz »Alles, was der Mensch den Tieren antut, kommt auf den Menschen zurück«.

Zu dieser Zeit war in Indien der Vegetarismus schon weit verbreitet. Noch heute gilt Indien mit geschätzten 30 Prozent als das Land mit dem größten Anteil vegetarisch lebender Menschen. Mahatma Gandhi (1869–1948) ist einer der berühmtesten indischen Befürworter der vegetarischen Ernährung. Im Hinduismus und Buddhismus hat die fleischlose Ernährung schon immer eine Rolle gespielt. Buddha selbst soll gesagt haben: »Alle Lebewesen, seien sie groß oder klein, zwei- oder vierbeinig, ob sie schwimmen oder fliegen – sie alle haben das Recht zu leben. Wir dürfen andere Lebewesen nicht verletzen oder gar töten.«

Über lange Zeit Randerscheinung

In Europa verschwand mit dem Ende der Antike auch die vegetarische Lebensweise. Lange Zeit blieb die fleischlose Ernährung eine Randerscheinung, zu den berühmtesten Vertretern des Vegetarismus zählen im 15./16. Jahrhundert Leonardo da Vinci und im 18. Jahrhundert die französischen Philosophen Voltaire und Rousseau. Ab da nahm die Vegetarismusbewegung Fahrt auf, insbesondere in England und Nordamerika. Die Befürworter der fleischfreien Kost hielten diese für gesünder. Der erste Vegetarier-Verein wurde Anfang des 19. Jahrhunderts in London gegründet und der Begriff »Vegetarier« in der Mitte des 19. Jahrhunderts geprägt. Im letzten Drittel des 19. Jahrhunderts gewann die Vegetarismusbewegung dann zunehmend an Bedeutung.

In Deutschland gilt der badische Jurist und revolutionäre Republikaner Gustav Struve, der Anfang des 19. Jahrhunderts geboren wurde, als einer der wichtigsten Begründer der vegetarischen Bewegung. Der Apotheker und Heilpraktiker Theodor Hahn nutzte um 1860 die fleischfreie Ernährung in der Behandlung seiner Patienten. Moralische und gesundheitliche Aspekte wurden zu wichtigen Säulen der vegetarischen Bewegung. In der Regel handelte es sich um Ovo-Lakto-Vegetarismus (Seite 14). 1908 fand in Dresden der erste internationale Vegetarierkongress statt.

Veggie-Promis

Zu den prominenten Persönlichkeiten, die sich öffentlich für den Vegetarismus stark machten, gehört der irische Dramatiker und Literat George Bernard Shaw: »Tiere sind meine Freunde, und ich esse meine Freunde nicht!« Er sah Vegetarismus auch als eine politische Entscheidung. Die Liste der heutigen prominenten Vegetarier ist lang und birgt die eine oder andere Überraschung, in Aufzählungen im Internet findet sich z. B. Boris Becker.

Die Gründe für Vegetarismus waren und sind auch heute noch vielfältig und oft auch kombiniert: religiös, kulturell, philosophisch, sozioökonomisch, weltanschaulich, politisch, ethisch-moralisch, als Ausdruck einer asketischen Lebensweise, gesundheitlich, ökologisch oder einfach, weil einem Fleisch nicht schmeckt. Zu jedem der zahlreichen Gründe für eine vegetarische Lebensweise existiert reichlich lesens- bzw. sehenswertes Literatur- und Filmmaterial. Ich konzentriere mich in diesem Buch auf die gesundheitlichen Aspekte.

Wer is(s)t was?

Einen orientierenden Überblick über die wichtigsten Begrifflichkeiten, die Sie kennen sollten, um mitreden zu können, finden Sie in der Übersichts-Grafik (Seite 14). Je nach Quelle unterscheiden sich die unterschiedlichen und teilweise recht komplexen »Definitionen«. Ich habe mich hier an einer sehr vereinfachten Darstellung versucht.

Was darf's sein?

Als Omnivore werden Menschen bzw. Lebewesen bezeichnet, die alles essen, d. h. »Allesfresser« (von lateinisch *omnis* = alles und *vorare* = fressen). Sie verzehren damit auch Meeres- und Landtiere. Die Fleischgerichte können Muskelfleisch, aber auch andere Teile eines Tierkörpers wie Innereien und Knochenmark enthalten. Auf dem Speiseplan stehen zudem aus Tierkörpern bzw. -bestandteilen gewonnene verarbeitete Produkte wie Würstchen und Wurstaufschnitt, und auch Zusatzstoffe tierischen Ursprungs werden verzehrt.

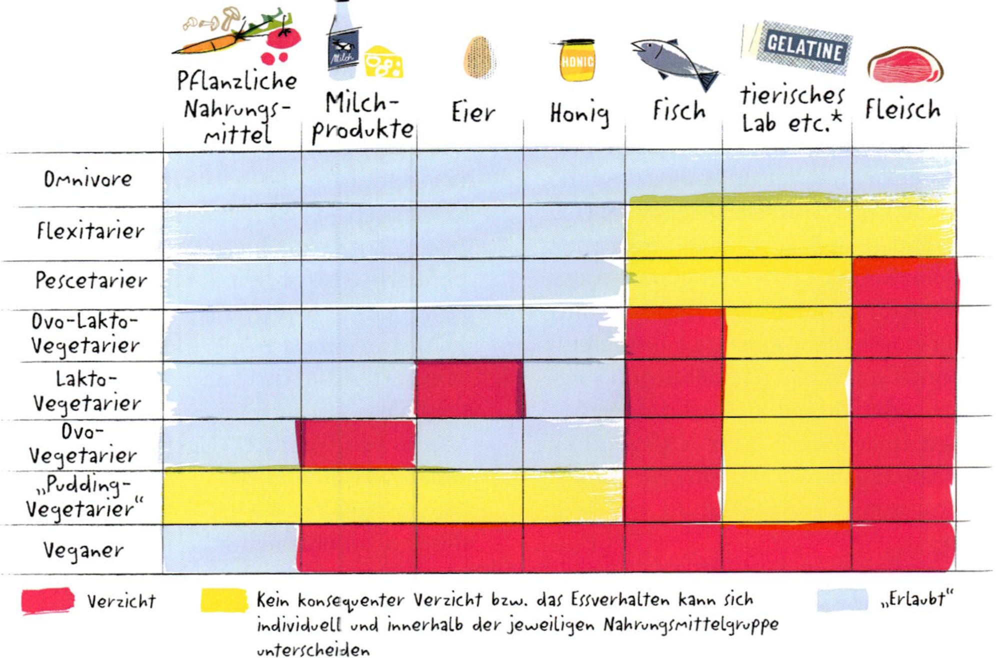

Wer is(s)t was? Die wichtigsten Ernährungsformen im Überblick

Als Flexitarier (Übersetzung des englischen Worts *flexitarian*, im Sinne von flexibel + Vegetarier) bezeichnen sich manche Menschen, die nur gelegentlich Fleisch und Fisch (aus artgerechter Haltung) essen, sich aber überwiegend vegetarisch ernähren. Manchmal ist auch die Rede von Teilzeit- oder Wochenendvegetariern. In der wissenschaftlichen Literatur findet sich noch der Begriff der »Selten-Fleischesser« (*very slow meat eaters*) für Menschen, die nur etwa ein- bis zweimal pro Monat Fleisch verzehren.

Pescetarier (vom lateinischen *piscis* bzw. vom italienischen *pesce* für *Fisch*) essen kein Fleisch, aber Fisch, wobei manche keine Krebs- und Weichtiere verzehren. Viele Pescetarier begreifen sich als Vegetarier und werden gelegentlich auch dazugezählt (»Pesco-Vegetarier«), sind aber keine.

In der Gruppe der Vegetarier (vom lateinischen *vegetare*: wachsen, beleben bzw. vom englischen *vegetable*: Gemüse, pflanzlich) haben alle gemeinsam, dass sie nur Produkte und Zusatzstoffe vom lebenden Tier und daher weder Fleisch noch Fisch essen. Der Speiseplan der Ovo-Lakto-Vegetarier oder Lakto-Ovo-Vegetarier enthält Eier(speisen) und Milchprodukte (von *ovo* = *Ei* und *lakto* = *Milch*). Die Untergruppe der Lakto-Vegetarier isst Milchprodukte, aber kein Ei, wohingegen Ovo-Vegetarier Eier essen, jedoch keine Milchprodukte. Also wird das, was in der Bezeichnung enthalten ist, auch verzehrt.

Als »Puddingvegetarier« werden gelegentlich Menschen bezeichnet, die zwar weder Fleisch noch Fisch essen, sich dafür aber vor allem von Süßspeisen, fleischlosen Snacks und Fast Food ernähren. In Bezug auf unsere Teenager wird es Sie nicht überraschen, dass diese Gruppe keine unwichtige Rolle spielt!

Veganer ernähren sich ausschließlich pflanzlich. Sie verzichten auf Nahrung tierischen

Ursprungs und damit auch auf von Tieren produzierte Lebensmittel wie Milch und daraus hergestellte Produkte sowie auf Eier und Honig. Dazu zählen auch die entsprechenden Aroma-, Zusatz- und Produktionshilfsstoffe. Meist erstreckt sich die vegane Einstellung auch auf andere Lebensbereiche, so auf die Wahl der Kleidung und den Verzicht auf Produkte aus Leder, Schurwolle und Seide, auf Daunenfüllung oder auf Seife aus tierischen Fetten.

Und dann wären da noch ...

Ergänzend erwähnen möchte ich noch folgende Ernährungseinstellungen bzw. -bezeichnungen:

Frutarier essen nur, was die Natur »freiwillig« hergibt, d. h. Nahrungsmittel, deren Gewinnung die Pflanze nicht schädigt, wie z. B. Fallobst, Nüsse und Samen.

Rohköstler sind grundsätzlich für alle Lebensmittel offen, sind aber oft Veganer, manche essen aber auch rohen Fisch oder Fleisch. Sie verzehren ihre Lebensmittel kalt oder maximal auf 40 Grad erwärmt, um Vitamine und Enzyme zu erhalten.

Freeganer sind politisch motiviert, sie möchten auf Lebensmittelverschwendung und ungerechte Verteilung aufmerksam machen und sehen den kommerziellen Lebensmittelhandel kritisch. Sie ernähren sich daher von selbst angebauten, geschenkten oder gefundenen Lebensmitteln und von dem, was Supermärkte entsorgen, wie Lebensmittel mit abgelaufenem Haltbarkeitsdatum, Obst mit Druckstellen oder Backwaren vom Vortag (übrigens können Lebensmittel mit abgelaufenem Haltbarkeitsdatum oft noch bedenkenlos verzehrt werden).

Hier lauern die Fallstricke

Die vegetarischen Ernährungsweisen werden nicht immer so konsequent gelebt wie beschrieben, u. a. auch deshalb, weil sich das in der Praxis oftmals schwer umsetzen lässt. Dies betrifft insbesondere den Verzehr von Aroma- und Zusatzstoffen tierischen Ursprungs wie beispielsweise Aromastoffe aus Molke oder die vielfältig verwendete Gelatine (s. auch Seite 73), die aus Schweineschwarten oder aus Knochen, Knorpeln und Sehnen vom Rind gewonnen wird. Letztere findet sich nicht nur in Gummibärchen, sondern wird auch als Produktionshilfsstoff, z. B. zur Klärung von Apfelsaft, genutzt.

Tortenguss enthält übrigens in aller Regel pflanzliche Geliermittel, bei rotem Tortenguss wird jedoch unter Umständen ein Farbstoff zugesetzt, der aus Läusen gewonnen wird. Oft ist auch nicht bekannt, dass bei der Herstellung vieler Käsesorten tierisches Lab zum Einsatz kommt. Das sind Enzyme, die aus den Mägen junger Wiederkäuer, meist von Kälbern, gewonnen werden (aber bitte lesen Sie erst dieses Buch zu Ende, bevor Sie das Ihrem Spross erzählen!).

Sich sicher im Lebensmitteldschungel zu bewegen, ist leider nach wie vor eine Herausforderung. Denn um zu wissen und zu verstehen, was sich so alles in der Packung befindet und wie stark das Produkt verarbeitet ist, müsste man die verklausulierten Angaben zu den aufgedruckten Inhaltsstoffen kennen und richtig interpretieren können. Aber auch der immer zu kleine Lesebereich meiner Gleitsichtbrille lässt vermutlich nicht nur mich regelmäßig verzweifeln: Liebe Hersteller, Politiker und Politikerinnen, denken Sie doch bitte auch mal an die 50+-Generationen und dass nicht alle einen Master in Mikronährstofftherapie haben!

Mia (48)

Eine Mutter berichtet

Mia ist selbst Flexitarierin und hat eine 12-jährige und eine 17-jährige Tochter. Die Ältere isst seit etwa 3 Jahren kein Fleisch, aber noch Fisch; die Jüngere möchte jetzt aus ethischen Gründen auf Fleisch und Fisch – den sie sowieso nicht besonders mag – verzichten, hat aber zuvor für ihr Leben gerne Wurst gegessen. Mia möchte beide Töchter unterstützen. Sie erzählt:

» Meine Große isst recht abwechslungsreich und kocht sich mittlerweile auch selbst öfters was, bei Gemüse ist sie allerdings wählerisch. Außer dazu, dass sie sich womöglich entschließt, vegan zu werden – denn vegan leben heißt ja noch lange nicht gesund leben –, habe ich mir bei ihr eigentlich nie viele Gedanken gemacht, aber vielleicht bin ich da auch zu sorglos rangegangen.

Bei der Jüngeren habe ich nun auf jeden Fall das Gefühl, ich müsste mich mehr kümmern, denn ansonsten isst sie nur noch Nudeln mit Tofusauce, dabei hat sie jetzt schon einen Eisenmangel. Wir haben abgemacht, dass wir in einem Jahr vom Kinderarzt die Werte kontrollieren lassen und dann entscheiden, ob sie nicht doch gelegentlich Fleisch isst, aber ich bin da unsicher, was der richtige Weg ist.

Ich habe versucht, mich im Internet zu informieren, was Jugendliche in dem Alter brauchen, wo was drin sind, was ich mit was kombinieren muss, eine Art Anleitung durch den Nährstoffdschungel. Und wie ich das dann auch umsetzen kann, um die Sicherheit zu haben, dass sie mit allem gut versorgt sind. Vieles davon ist mir allerdings zu wissenschaftlich und es wird, auch bei Rezepten, wenig auf die besonderen Bedürfnisse von Kindern und Jugendlichen eingegangen.

Über Nahrungsergänzungsmittel habe ich auch schon nachgedacht, aber das ist mir zu »amerikanisch«. Ich gehe davon aus, dass meine Töchter Mangelerscheinungen schon selber bemerken werden. Ich finde es wichtig, dass sie selbst Verantwortung für ihre Ernährung und Gesundheit übernehmen. Meiner Vorbildfunktion und meiner Verantwortung bin ich mir bewusst, aber als berufstätige Mutter ist das alles gar nicht immer so einfach.

Ich finde, um lecker vegetarisch zu kochen, braucht es mehr Zeit, aber vielleicht fehlt es mir an Routine und ich müsste mir einfach eine Art Repertoire erarbeiten, das für einen Monat reicht. Zum Glück leben wir in einer deutschen Großstadt, da ist das Angebot für Vegetarier einfach grandios, bei unseren Urlauben in den USA und in Spanien war das nicht so einfach. «

Johanna (52)

Eine Mutter berichtet

Johanna ist selbst Omnivorin und Mutter eines 13-jährigen Zwillingspärchens. Ihre Tochter wurde mit 10 Jahren Vegetarierin, nachdem sie im Urlaub auf einem Wochenmarkt auf Mallorca mit einem Ferkel gekuschelt hatte. Als 3 Jahre später mit einem Schulwechsel eine neue Lebensphase anbrach, entschied sie sich, wieder Fleisch zu essen. Johanna erzählt:

» *Ich habe damals ihre Entscheidung, Vegetarierin zu sein, unterstützt und mir eigentlich keine Gedanken gemacht, ob sie ausreichend Nährstoffe und Vitamine bekommt. Sicher auch deshalb, weil ich als Lehrerin an einer Sekundarschule jahrelang Ernährungslehre unterrichtet und Schulküchenprojekte geleitet habe. Auch privat koche ich leidenschaftlich gerne und abwechslungsreich.*

Vegan hätte ich viel schwieriger gefunden, denn wenn man das richtig gut umsetzen will, muss man die ganze Küche umstellen. Da der Rest der Familie nicht auf Fleisch verzichtet hat, war ihre Entscheidung schon ein echter Verzicht, der ihr viel Disziplin und Durchhaltevermögen abverlangt hat. Ich habe da ihre Stärke bewundert. Sie hat sich gewünscht, dass wir alle mal für 4 Wochen vegetarisch essen, aber die Akzeptanz bei unseren männlichen Familienmitgliedern war mäßig.

Extra-Gerichte habe ich nicht für sie zubereitet, aber es war immer was für sie dabei. Käse mag sie nur in geschmolzener Form, aber Milch und Milchprodukte wie Joghurt hat sie immer gerne gegessen, ebenso Gemüse als Rohkost und Obst. Wir haben auch das ein oder andere leckere vegetarische Fleischersatzprodukt in unseren Speiseplan integriert. Da ist das Angebot ja mittlerweile viel größer geworden, allerdings enthalten viele dieser verarbeiteten Produkte auch Zusatz- und Inhaltsstoffe, die ich nicht so toll finde. Nudeln mit Tomatensauce waren natürlich schon der Favorit.

Nun bin ich selbst mit Buletten, Bratkartoffeln, Dosengemüse und Milchreis groß geworden, und das hat auch funktioniert. Ich dachte mir, das wird sie schon machen, solange sie jetzt nicht nur Süßigkeiten isst. Ich habe ihr aber schon immer mal wieder was Neues angeboten, manchmal hat es nach dem 10. Versuch dann doch geschmeckt.

Angst vor Mangelerscheinungen hatte ich keine. Vielleicht hätten wir mal beim Kinderarzt Blutwerte bestimmen lassen sollen, wobei mir nicht klar ist, welche. Aber sie hat sich gut entwickelt, hatte auch keine Konzentrationsstörungen oder Ähnliches und war sportlich immer sehr aktiv. Ich weiß, dass Vitamin B_{12} *bei fleischloser Ernährung kritisch sein kann, aber ich denke, ihre Speicher waren gefüllt, und alle 1 bis 2 Wochen hat sie auch Lasagne oder Spaghetti mit Hackfleischsauce aus Bio-Fleisch mitgegessen.*

Ich bin schon der Meinung, dass die Ernährung im Elternhaus eine wichtige Rolle spielt, aber auch die Jugendlichen müssen das für sich selbst entscheiden und geregelt bekommen. Ernährung mit im Lehrplan abzuhandeln, halte ich für extrem wichtig, meine Schülerinnen und Schüler haben die Gerichte oft mit großer Begeisterung zu Hause nachgekocht. Nach meiner Erfahrung ernähren sich viele, vor allem die Jungs, zu zuckerhaltig. «

„MEINE ELTERN
HABEN ANGST, DASS
ICH OHNE FLEISCH NICHT
GRÖSSER WERDE"

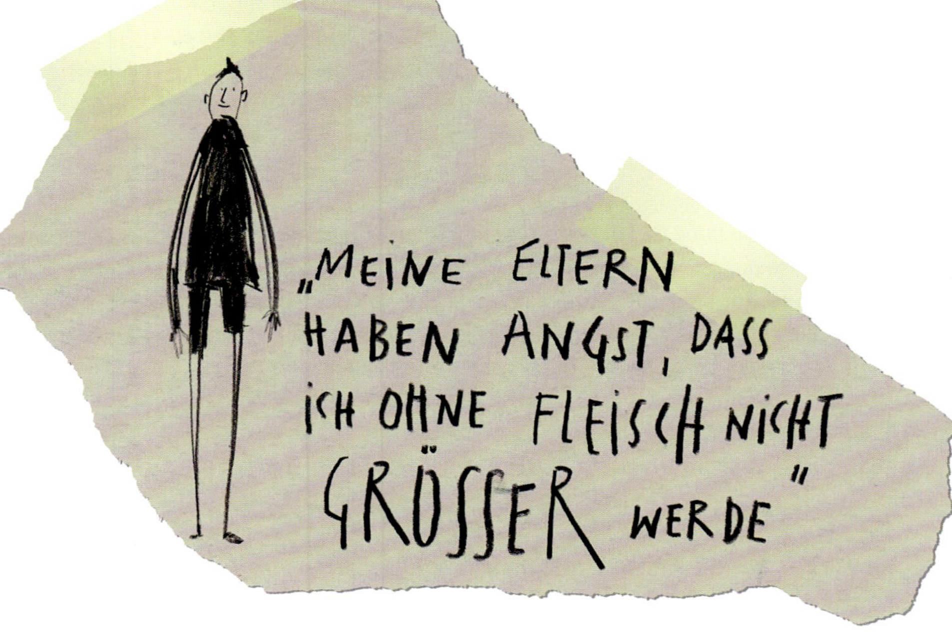

Was uns die Zahlen sagen

Zum Ernährungsverhalten in Deutschland gibt es einige Erhebungen. Die Bewertung der Ergebnisse ist jedoch nicht immer einfach, da vegetarische Ernährung nicht einheitlich definiert ist und in der Regel keine detaillierten Daten zum langfristigen Verzehrverhalten erhoben werden. Die bisherigen Umfragen und Studien lassen jedoch annehmen, dass der Anteil der Vegetarier in der Bevölkerung seit Jahren steigt. Besonders hoch ist er unter jungen, gebildeten, in Großstädten lebenden Frauen. Laut Ernährungsreport 2019 des Bundesministeriums für Ernährung und Landwirtschaft (BMEL) war der Anteil der Personen, die im Telefon-Interview angaben, sich vegetarisch zu ernähren, unter den 14- bis 29-Jährigen mit 11 Prozent am höchsten.

Ein Ernährungssurvey (2015–2017) im Rahmen einer Langzeitstudie des Robert Koch-Instituts zur gesundheitlichen Lage der Kinder und Jugendlichen in Deutschland (KiGGS) zeigte für die Gruppe der 12- bis 17-Jährigen einen Gesamtanteil von Vegetariern von gut 5 Prozent mit etwas über 8 Prozent bei Mädchen und gut 2 Prozent bei Jungen. Der Anteil war in größeren Städten höher. Tendenziell besuchten vegetarische Jugendliche häufiger ein Gymnasium und stammten aus Familien mit hohem sozioökonomischem Status.

In absoluten Zahlen

In Deutschland leben ca. 4,5 Millionen Jugendliche im Alter von 12 bis 17 Jahren (Stand 31.12.2018), davon etwa hälftig Mädchen und Jungen. Basierend auf den genannten Anteilen aus den KiGGS-Erhebungen ergäbe sich für diese Altersgruppe nahezu eine Viertelmillion vegetarische Jugendliche – eine ganze Menge!

Wie reagiert die Politik auf die Entwicklungen?

Erfreulicherweise wurden gerade in den letzten Jahren die Aktivitäten zur Förderung einer gesünderen Ernährung verstärkt, auch bei Kindern und Jugendlichen. So hat das BMEL Anfang 2017 eine neue Abteilung an der Bundesanstalt für Landwirtschaft und Ernährung (BLE) geschaffen: das Bundeszentrum für Ernährung (BZfE), das als Kompetenz- und Kommunikationszentrum für Ernährungsfragen die bisherigen ernährungsbezogenen Aktivitäten des ehemaligen aid infodienstes mit den Ernährungsbereichen der BLE zusammenfasst.

Der Nationale Aktionsplan der Bundesregierung zur Verbesserung des Ernährungs- und Bewegungsverhaltens in Deutschland befürwortet mit der Initiative IN FORM in Zusammenarbeit mit der DGE auch ovo-lakto-vegetarisches Schulessen. Es wurden u. a. Qualitätskriterien formuliert und eine Rezeptdatenbank geschaffen.

Darüber hinaus führt das Forschungsdepartment Kinderernährung (FKE) der Universitäts-Kinderklinik Bochum die Arbeit des ehemaligen Forschungsinstituts für Kinderernährung Dortmund zu Ernährung und Prävention bei gesunden Kindern fort. Der Schwerpunkt des FKE liegt auf der sogenannten »Optimierten Mischkost« für Kinder und Jugendliche, die Fleisch und Fisch beinhaltet.

Nach meinem Empfinden wird der (Mischkost-)Ernährung von Schwangeren und Kindern bis ins Grundschulalter bei Weitem mehr Aufmerksamkeit geschenkt als der Ernährung von Teenagern. Damit wird die Chance nicht genutzt, auch dieser Altersgruppe nachhaltig ein gesundheitsbewusstes Ernährungsverhalten zu vermitteln – und damit das Risiko vieler ernährungsmitbedingter Zivilisationskrankheiten zu verringern.

Nach oben ist noch Luft

Dabei gibt es mittlerweile genügend Belege dafür, dass sich viele Jugendliche in Deutschland nicht optimal ernähren. Das Ernährungsverhalten wird schon früh geprägt und hat zeitlebens Einfluss auf Wohlbefinden und Gesundheit. Dennoch wird das Essen in Kitas und Schulkantinen oft modernen ernährungswissenschaftlichen Ansprüchen nicht gerecht – geschweige denn den Bedürfnissen von Vegetariern. Auch die flächendeckende Einführung eines Schulfachs mit vertieften Inhalten zu Ernährung wird seit Jahren kontrovers diskutiert. Zusammenfassend bleibt die Verantwortung für eine gesundheitsbewusste Ernährung bislang weitgehend den Elternhäusern und damit Ihnen überlassen.

Meine mittlerweile 14-jährige Tochter erzählt

»Als ich Vegetarierin wurde, waren die Reaktionen darauf unterschiedlich: Mein Vater und mein Bruder fanden das merkwürdig und überflüssig, meine Mutter war offen und meine Großmütter konnten zuerst nicht so viel damit anfangen.

Die Haltung meines Bruders hat mich noch bestärkt. Eigentlich war es ja nur ein Vorsatz, das mal ein paar Wochen durchzuhalten. Aber es war überhaupt nicht schwer für mich. Auf das ein oder andere Lieblingsgericht musste ich zwar verzichten, dafür habe ich jetzt aber neue.

Ob ich mich gesund ernähre, dazu habe ich mir keine Gedanken gemacht. Meine Mutter hat ja diesen Part auch sofort für mich übernommen. Vorrangig war für mich, fleischlos und trotzdem lecker zu essen.

Nervig fand ich, dass es – vor allem im Ausland – oft schwierig war, wegen meiner pingeligen Art in Restaurants etwas Vegetarisches zu finden, was mir auch wirklich schmeckt. Mittlerweile esse ich viele unterschiedliche Sachen und auch viel mehr gekochtes Gemüse. Die Smoothies und Säfte, die meine Mutter morgens macht, schmecken mir nicht immer.

Dass meine Mutter mir ständig im Nacken sitzt mit ›Du musst davon und davon mehr essen‹, verstehe ich zwar, aber manchmal nervt es schon. 2 meiner 3 besten Freundinnen sind jetzt auch Vegetarierinnen geworden. Manche Eltern befürworten das nicht und sehen nicht ein, deshalb anders zu kochen. Dabei ist es doch toll, Vegetarier zu sein.«

Unsere Ernährungsverantwortung

Ich bin bei meiner Recherche auf den treffenden Fachbegriff »Ernährungsverantwortung« gestoßen. Wir Erwachsene sind mehr als nur Vorbilder, wir tragen auch Verantwortung dafür, dass sich unsere Kinder gut und in einer gesundheitsfördernden Weise ernähren (können). Wir, die »Ernährer«, füllen Kühlschrank und Speisekammer und bereiten in der Regel die Familienmahlzeiten zu. Es ist daher vor allem auch an uns, unsere Jugendlichen so gut wie möglich beim Start in ein Leben als Vegetarier bzw. in einen vegetarischen Lebensabschnitt zu stützen – wer macht sich in jungen Jahren schon Gedanken zur Gesundheit im Alter? Diese wichtige Entwicklungsphase mit ihrem erhöhten Nährstoff- und Energiebedarf ist ein denkbar ungünstiger Zeitpunkt für langes Experimentieren und Mangelernährung (zu Essstörungen siehe Kapitel »Essstörungen – der schmale Grat«, Seite 25).

Was gibt es denn da groß zu wissen?

Bei einer meiner Gesprächspartnerinnen traf ich mit meiner Buchidee auf komplettes Unverständnis: Warum ich denn so ein Gedöns machen würde, meine Tochter sei mit 12 Jahren doch alt genug, um sich selbst um ihre vegetarische Ernährung zu kümmern. Es fiel sogar der Begriff »Helikoptermutter« (die Kritikerin hatte selbst keine Kinder). Schluck, darüber musste ich erst mal in Ruhe nachdenken. Um dann festzustellen, dass ich das unverändert anders sehe – und Sie offensichtlich auch, sonst würden Sie jetzt dieses Buch nicht lesen!

Speisen Sie Ihren Teenager nicht mit »Beilagen« ab. Drehen Sie vielmehr das Blatt mit der Zeit um: Verwandeln Sie die ehemaligen »Beilagen« in bunte und gesunde vegetarische Hauptgerichte und für die omnivoren Familienmitglieder gibt es gelegentlich eine kleine Fleisch- oder Fisch-»Beilage« dazu. Sehen Sie die Veränderungen nicht als Einschränkung, sondern als Bereicherung für den Familien-Esstisch!

Was bringt es denn, sich vegetarisch zu ernähren?

Wissenschaftlich sauber herauszuarbeiten, ob eine bestimmte Ernährungsform gesundheitsfördernde oder -schädliche Effekte hat, ist eine Herausforderung. Studien, die über kurze Zeiträume mit wenigen Probanden laufen, sind begrenzt aussagekräftig und bilden die Alltagssituation nicht ab. Aber auch gut gemachte und langfristige Bevölkerungsstudien stoßen an Grenzen. Das fängt schon mit der möglichst korrekten Erfassung des Ernährungsverhaltens an. Könnten Sie sich vorstellen, womöglich über Monate oder gar Jahre – ohne zu schummeln! – Ihr Essverhalten genau zu dokumentieren?

Von besonderem Interesse sind die Langzeiteffekte, vor allem das Risiko der Entwicklung bestimmter Krankheiten, bei Kindern auch die möglichen Auswirkungen auf das

Längenwachstum und die Hirnreifung oder auf den Beginn der Pubertät. Das erfordert lange Beobachtungszeiträume bzw. die wiederholte Untersuchung der gleichen Studienpopulation. Das ist aufwendig und teuer.

Darüber hinaus können zahlreiche andere Faktoren einen Einfluss auf die Studienergebnisse haben. Neben kulturellen und genetischen sind dies Lebensstilfaktoren wie der Konsum von Genussgiften (Alkohol und Rauchen), das Level der körperlichen Aktivität und des Stresses, die Schlafqualität, soziale Kontakte, Bildungs-, Einkommens- und Sozialstatus sowie Umweltbedingungen (z. B. Klima, Lärm- und Feinstaubbelastung). Wichtig ist auch, welche Gruppe zum Vergleich herangezogen wird, damit mögliche statistisch signifikante Unterschiede zwischen zwei Ernährungsstilen gezeigt werden können.

So viel ist sicher

Es gibt daher viele Gründe dafür, dass Ernährungsstudien nicht ohne Weiteres vergleichbar und die Ergebnisse oft schwer oder gar nicht auf andere Länder oder Settings übertragbar sind.

Trotz all dieser Widrigkeiten weiß man aufgrund zahlreicher und mitunter großer und aufwendiger Studien, dass sich durch eine gut zusammengestellte vegetarische Kost das Risiko vieler Zivilisationskrankheiten senken lässt. Vegetarier nehmen durch die gesteigerte Aufnahme pflanzlicher Lebensmittel weniger ungesunde Fette zu sich und sind mit einigen Vitaminen und Mineralstoffen besser versorgt. Darüber hinaus verzehren sie mehr gesundheitsfördernde bioaktive Substanzen wie krebsvorbeugende sekundäre Pflanzenstoffe, Ballaststoffe und Substanzen aus milchsauer vergorenen Lebensmitteln.

Sie leiden dadurch seltener an ernährungsassoziierten Erkrankungen. Dazu zählen Adipositas (Fettleibigkeit), Diabetes mellitus Typ II (Zuckerkrankheit), Fettstoffwechselstörungen (z. B. zu hohe Spiegel des »schlechten« LDL-Cholesterins), Herz-Kreislauf-Erkrankungen (Bluthochdruck, Arteriosklerose und Folgeschäden wie koronare Herzkrankheit) und einige Tumorerkrankungen (z. B. Dickdarm- und Bauchspeicheldrüsenkrebs). Insbesondere in Kombination mit Heilfasten führt die Umstellung auf eine vegetarische Kost oftmals auch zu einer Verbesserung chronisch-entzündlicher Erkrankungen wie z. B. der rheumatoiden Arthritis.

Die Studienlage zu den Auswirkungen einer vegetarischen Ernährung bei Jugendlichen ist dünn. Antworten auf ernährungswissenschaftliche Fragen werden von der vom Bundesministerium für Ernährung und Landwirtschaft geförderten »VeChi-Youth-Studie« erwartet.

In den Erhebungen des Robert Koch-Instituts sind Jugendliche, die angeben, sich vegetarisch zu ernähren, sportlich aktiver. Möglicherweise hängt das mit einem größeren Gesundheitsbewusstsein der Jugendlichen und/oder des Elternhauses zusammen. Das deckt sich mit der Beobachtung, dass erwachsene Vegetarier in der Regel gesundheitsbewusster leben als Fleischesser. Hinsichtlich des Körpergewichts waren die Unterschiede nicht statistisch signifikant.

Die wenigen internationalen Untersuchungen zur Körpergröße zeigen meist, dass (ovo-lakto-)vegetarisch ernährte Kinder gleich groß sind wie nicht vegetarisch ernährte, wobei Erstere oft etwas schlanker sind. Manche Studien zeigen ein etwas späteres Einsetzen der ersten Monatsblutung bei Mädchen, was möglicherweise damit zusammenhängt, dass das dafür erforderliche Körpergewicht etwas später erreicht wird.

Insgesamt wird derzeit für Jugendliche von keinem erhöhten Risiko für Wachstums- und Entwicklungsstörungen ausgegangen.

Vegetarisch? Warum nicht gleich vegan?

Die Haltung gegenüber einer vegetarischen Ernährung hat sich in den letzten Jahren in Deutschland deutlich gewandelt. Viele Experten und Expertinnen sehen in ihr sogar das Potenzial, die Ernährungsweise der Zukunft zu werden.

Als ich Freunden von meiner Buchidee erzählte, waren einige jedoch sehr skeptisch. Warum in aller Welt schriebe ich denn nicht über vegane Ernährung, das sei doch der aktuelle Trend? (Vegan ist natürlich auch vegetarisch, mir geht es hier um die Abgrenzung von einer rein pflanzlichen Ernährung.)

Verständlich, denn in Deutschland ernähren sich immer mehr Menschen vegan, meist waren sie zuvor Vegetarier. Für mich ist diese Entwicklung vor allem Ausdruck dafür, dass Tier- und Umweltschutz konsequent weitergedacht und als gesellschaftliche Verantwortung verstanden werden wollen. Kein

Was sagen die Fachinstitutionen zu vegetarischer Ernährung?

Hinsichtlich einer vegetarischen Ernährung von Kindern und Jugendlichen wird in Deutschland eher noch zurückhaltend agiert, gleichwohl laut DGE eine ausgewogene und abwechslungsreiche ovo-lakto-vegetarische Ernährung als Dauerkost empfohlen werden kann. Das Forschungsdepartment Kinderernährung (FKE) präferiert nach wie vor das bereits erwähnte Modell der »Optimierten Mischkost« (Seite 19) und fordert bessere Studiendaten zur vegetarischen Ernährung im Kindes- und Jugendalter.

Auch die Ernährungskommission der Deutschen Gesellschaft für Kinder- und Jugendmedizin (DGKJ) empfiehlt aufgrund des erhöhten Risikos einer Mangelversorgung »eine ausgewogene omnivore Ernährung mit reichlichem Verzehr von pflanzlichen Lebensmitteln und mäßigem Verzehr von Fleisch, Meeresfisch und Milch bzw. Milchprodukten als bevorzugte Option für die Kinderernährung«.

Die Kommission konstatiert jedoch auch, dass »eine ausgewogene lakto-ovo-vegetarische Ernährung als Bestandteil eines gesunden Lebensstils im Säuglings-, Kindes- und Jugendalter den Nährstoffbedarf decken sowie ein normales Wachstum und eine altersentsprechende Entwicklung ermöglichen kann«, aber » ... insgesamt setzt eine vegetarische Ernährung im Kindesalter einen hohen Informationsstand der Eltern und Jugendlichen voraus und erfordert die gezielte Betreuung durch den Kinder- und Jugendarzt, ggf. in Kooperation mit einer entsprechend geschulten Ernährungsfachkraft«.

Wunder also, dass sich gerade junge Menschen dafür interessieren und begeistern.

Für Jugendliche eher nicht empfohlen

Anders als z. B. in Kanada, den USA, Australien und Großbritannien wird von den Fachgesellschaften in Deutschland eine vegane Ernährung für Kinder und Jugendliche ausdrücklich nicht empfohlen. Die DGE bewertet eine vegane Ernährung nicht grundsätzlich als ungeeignet, begründet die Einschränkungen im Kindes- und Jugendalter jedoch wie folgt: »Das Risiko für eine Nährstoffunterversorgung bzw. einen Nährstoffmangel ist bei Personen in sensiblen Lebensphasen wie Schwangerschaft und Stillzeit sowie bei Säuglingen, Kindern und Jugendlichen, die sich vegan ernähren bzw. vegan ernährt werden, höher als bei gesunden Erwachsenen mit dieser (Anmerkung: gemeint ist hier eine ›pesco- und ovo-lacto-vegetarische‹) Ernährungsweise. Eine vegan ausgerichtete Ernährung ohne angereicherte Lebensmittel bzw. Nährstoffpräparate führt bei einigen Nährstoffen zu einer unzureichenden Zufuhr, die mit z. T. erheblichen negativen Folgen für die Gesundheit einhergehen kann. Da sich mit dem Verzicht auf jegliche tierischen Lebensmittel das Risiko für Nährstoffdefizite und damit das Risiko für Gesundheitsstörungen erhöht, wird eine vegane Ernährung in Schwangerschaft und Stillzeit sowie im gesamten Kindes- und Jugendalter von der DGE nicht empfohlen.« Sie betont: »Wer sich dennoch vegan ernähren möchte, sollte dauerhaft ein Vitamin-B_{12}-Präparat einnehmen, auf eine ausreichende Zufuhr vor allem der kritischen Nährstoffe achten und gegebenenfalls angereicherte Lebensmittel und Nährstoffpräparate verwenden. Dazu sollte eine Beratung von einer qualifizierten Ernährungsfachkraft erfolgen und die Versorgung mit kritischen Nährstoffen regelmäßig ärztlich überprüft werden.«

Beim Vergleich mit Empfehlungen anderer Nationen ist zu beachten, dass sich z. B. die Böden in den USA und Kanada und damit die landwirtschaftlichen Produkte im Nährstoffgehalt von den Böden in Europa unterscheiden können (Beispiel Selen, Seite 59). Zudem ist es dort gängige Praxis, verarbeiteten Lebensmitteln Nährstoffe zuzusetzen.

Gute Planung gefragt

Eine »gut geplante« vegane Ernährung setzt ein hohes Maß an Eigenverantwortung und Disziplin voraus sowie die Bereitschaft, die Bandbreite nährstoffdichter veganer Lebensmittel auszuschöpfen und kritische Nährstoffe zuverlässig zu supplementieren, d. h. zu ergänzen. Ich halte die Sorge durchaus für berechtigt, dass nur wenige Teenager diese Kriterien im praktischen Alltag erfüllen – insbesondere, wenn die Rahmenbedingungen ungünstig sind, z. B. bei einem Start als »Puddingvegetarier«, wenig Unterstützung im häuslichen und schulischen Umfeld sowie bei eingeschränkter Verfügbarkeit veganer Lebensmittel und der erforderlichen ergänzenden Nährstoffpräparate.

Gesamtgesellschaftlich gedacht

Ähnlich wie zu den Zeiten, als vegetarische Ernährung populärer wurde, profitiert die ganze Gesellschaft heute vom Veganismus. Konsumverhalten, Massentierhaltung und Produktkennzeichnungen werden erneut kritisch hinterfragt und diskutiert. Aspekte wie die Trinkwasserqualität, der Nährstoffgehalt unserer Böden und die Möglichkeit einer Nährstoff-Anreicherung auch bei Biolebensmitteln erhalten mehr Aufmerksamkeit, ebenso in Vergessenheit geratene Obst- und Gemüsesorten, was die Biodiversität fördert.

Auch die Forschung ist aufgefordert, sich mit vernachlässigten Fragestellungen zu befassen. Und nicht zuletzt haben auch unsere vegetarisch lebenden Jugendlichen sowie Menschen mit Nahrungsmittelallergien oder -unverträglichkeiten (z. B. gegenüber Milcheiweiß bzw. Laktose) etwas von besseren Lebensmittelkennzeichnungen, einfallsreichen Rezeptdatenbanken, einer breiteren Produktpalette und einem vielseitigeren gastronomischen Angebot.

Essstörungen – der schmale Grat

Aussehen und Körpergewicht haben in unserer Gesellschaft eine erhebliche Bedeutung, ganze Wirtschaftsbereiche leben davon.

Die permanente Vermittlung eines »Körperideals«, z. B. durch unnatürlich schlanke Models und Schaufensterpuppen sowie fragwürdige TV-Shows, prägt Kinder und Jugendliche. Der Drang und/oder Zwang zur Selbstdarstellung und der damit einhergehende Vergleich mit anderen (Stichwort Social Media) setzt viele zusätzlich unter Druck.

Auch hier haben wir Erwachsene eine Verantwortung und sollten ggf. das eigene Verhalten hinterfragen, z. B. den mitunter verbissenen Kampf, bis ins hohe Alter in »jugendliche« Kleidung zu passen, sowie unbedachte wertende Äußerungen über das Aussehen unserer Mitmenschen.

Seinen Körper mit all seinen kleinen Eigenheiten zu mögen und zu schätzen, wie er ist, ist insbesondere für Heranwachsende oft eine Herausforderung.

Hier geht es um die Veggies

Dieses Buch richtet sich explizit an Eltern ovo-lakto-vegetarisch lebender Teenager. Umfangreiche Informationen sowohl zu ovo-lakto-vegetarischer als auch veganer Ernährung finden Sie beispielsweise auf den Seiten von ProVeg Deutschland (ehemals Vegetarierbund Deutschland/VEBU) bzw. der Dachorganisation ProVeg International (für unsere deutschsprachigen Nachbarländer: Hier sind Swissveg und VEBU Österreich aktiv). Im Internet gibt es darüber hinaus zahlreiche – allerdings qualitativ sehr unterschiedliche – Informationsquellen. Beispielhaft sei hier noch die Seite »vegan taste week« der Albert Schweitzer Stiftung (Seite 142) für unsere Umwelt genannt.

Allen, die sich vertieft mit dem Thema vegane Ernährung auseinandersetzen möchten, empfehle ich insbesondere das bei den Literaturhinweisen (Seite 142) aufgeführte Buch von Niko Rittenau, der Wissenswertes zu veganer Ernährung mit hohem wissenschaftlichem Anspruch und großer Sachkenntnis verständlich aufbereitet. Für die ernährungsmedizinisch Interessierten empfiehlt sich die Lektüre des aktualisierten und um die vegane Ernährung ergänzten Standardwerks von Leitzmann und Keller.

Gerade in der Pubertät sind daher Jugendliche, besonders Mädchen, aber zunehmend auch Jungen, gefährdet, Essstörungen zu entwickeln. In Deutschland zeigt etwa ein Fünftel der Kinder und Jugendlichen im Alter von 11 bis 17 Jahren entsprechende Symptome. Die Ursachen für Essstörungen sind vielschichtig: neben den soziokulturellen spielen genetische und biologische sowie individuelle und familiäre Faktoren eine Rolle.

Die soziale Anerkennung einer – in diesem Fall vermeintlich – gesundheitsfördernden vegetarischen Ernährung wird manchmal dazu genutzt, eine Essstörung zu verschleiern. Ob sich unter vegetarischen Jugendlichen gehäuft Personen mit Essstörungen befinden, ist wissenschaftlich nicht hinreichend geklärt, zumal die wenigen Studien dazu häufig methodisch nicht optimal durchgeführt sind.

Für Jugendliche, bei denen das Risiko einer Essstörung bereits erhöht ist oder die bereits Diäterfahrungen haben, ist es nicht hilfreich, sich intensiv und ununterbrochen mit Essen und seinem Nährwertgehalt zu beschäftigen. Vor allem, wenn die Motivation für eine vegetarische Ernährung mit dem Wunsch nach einer Gewichtsabnahme verbunden ist, denn das ist einer der wesentlichen Risikofaktoren für die Entwicklung einer Essstörung.

Daher sollte es bei der Umstellung auf vegetarische Kost das Ziel sein, ohne Rechnen, Kalorienzählen und Wiegen auszukommen. Vielmehr geht es darum, Ihren Teenagern ein gutes Grundverständnis gesundheitsbe-

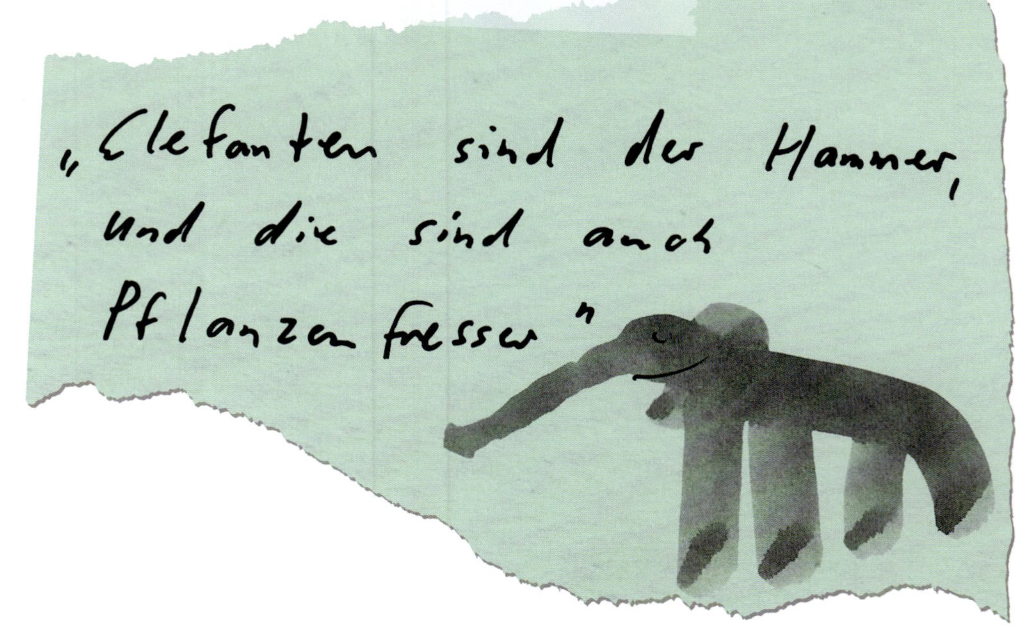

wusster Ernährung zu vermitteln. Sie sollen ganz selbstverständlich und ohne viel nachzudenken, mit Genuss gesund, ausgewogen und ausreichend essen und sich dabei nach einem normalen Hunger- und Sättigungsgefühl richten.

Essstörungen so früh wie möglich erkennen

Es ist wichtig, dass Sie bei Ihrem Kind frühzeitig ein gestörtes Essverhalten oder eine bereits bestehende Essstörung erkennen, damit ihm geholfen und die Entwicklung einer chronischen und unter Umständen lebensbedrohlichen Essstörung verhindert werden kann. Wird eine Essstörung chronisch, kann das nicht nur erhebliche körperliche, sondern auch psychische Folgen haben. So ist das Risiko für Depressionen, Angst- und Zwangserkrankungen im Erwachsenenalter erhöht. Je früher ein gestörtes Essverhalten bzw. eine Essstörung behandelt wird, desto besser ist die Prognose.

Scheuen Sie sich daher nicht, sich frühzeitig beraten zu lassen! Sollten Ihr Kind oder Sie bei einem Jugendlichen im Freundeskreis eine Essstörung vermuten, nehmen Sie sich ein Herz und sprechen Sie die Eltern vorsichtig darauf an – manchmal ist es schwierig, aus der Elternperspektive eine Situation objektiv wahrzunehmen.

Menschen mit Essstörungen brauchen medizinische, therapeutische und psychosoziale Unterstützung. Bei Jugendlichen wird eine zusätzliche Betreuung der Eltern und ggf. auch der Geschwister empfohlen. Eine gute Übersicht über Essstörungen und Hilfsangebote bieten die Homepage und Informationsbroschüren der Bundeszentrale für gesundheitliche Aufklärung (BZgA, www.bzga-essstoerungen.de).

Welche Essstörungen gibt es?

Zu den häufigsten Essstörungen bei Jugendlichen zählen **Magersucht** (Anorexia nervosa), **Bulimie** (Ess-Brech-Sucht) und die **Binge-Eating-Störung** (von *binge* = Schlingen; hier werden nach den Essanfällen keine Gegenmaßnahmen wie Erbrechen, Abführen oder Abtrainieren ergriffen). Mischformen und fließende Übergänge sind möglich. Die Betroffenen nehmen den eigenen Körper und sein Gewicht meist völlig verzerrt wahr.

Erwähnen möchte ich an dieser Stelle auch die **Biggerexie** oder **Bigorexie**, bei der ebenfalls eine Körperbildstörung vorliegt (auch Muskeldysmorphie, Muskelsucht oder »Adonis-Komplex« genannt). Diese psychische Erkrankung beginnt oft in der Pubertät und betrifft vor allem Jungen. Die Betroffenen sind zwanghaft auf den Aufbau ihrer – nach ihrem Empfinden zu gering ausgeprägten – Muskulatur fixiert und treiben exzessiv Sport. Auch die Ernährung ist auf einen Muskelaufbau und damit insbesondere eiweißreich und einseitig ausgerichtet, weshalb Biggerexie häufig von einer Essstörung begleitet ist.

In den letzten Jahren wird zudem diskutiert, ob **Orthorexie** bzw. **Orthorexia nervosa** (von griech. *orthos* = richtig und *orexis* = Appetit) eine anerkannte Essstörung sein sollte. Hierbei handelt es sich um das zwanghafte Bemühen, nur gesunde und »korrekt« produzierte und zubereitete Lebensmittel zu sich zu nehmen. Das kann zu einer pathologischen Fixierung auf gesundheitsbewusste Ernährung, zu sozialer Isolation und einem hohen Leidensdruck führen.

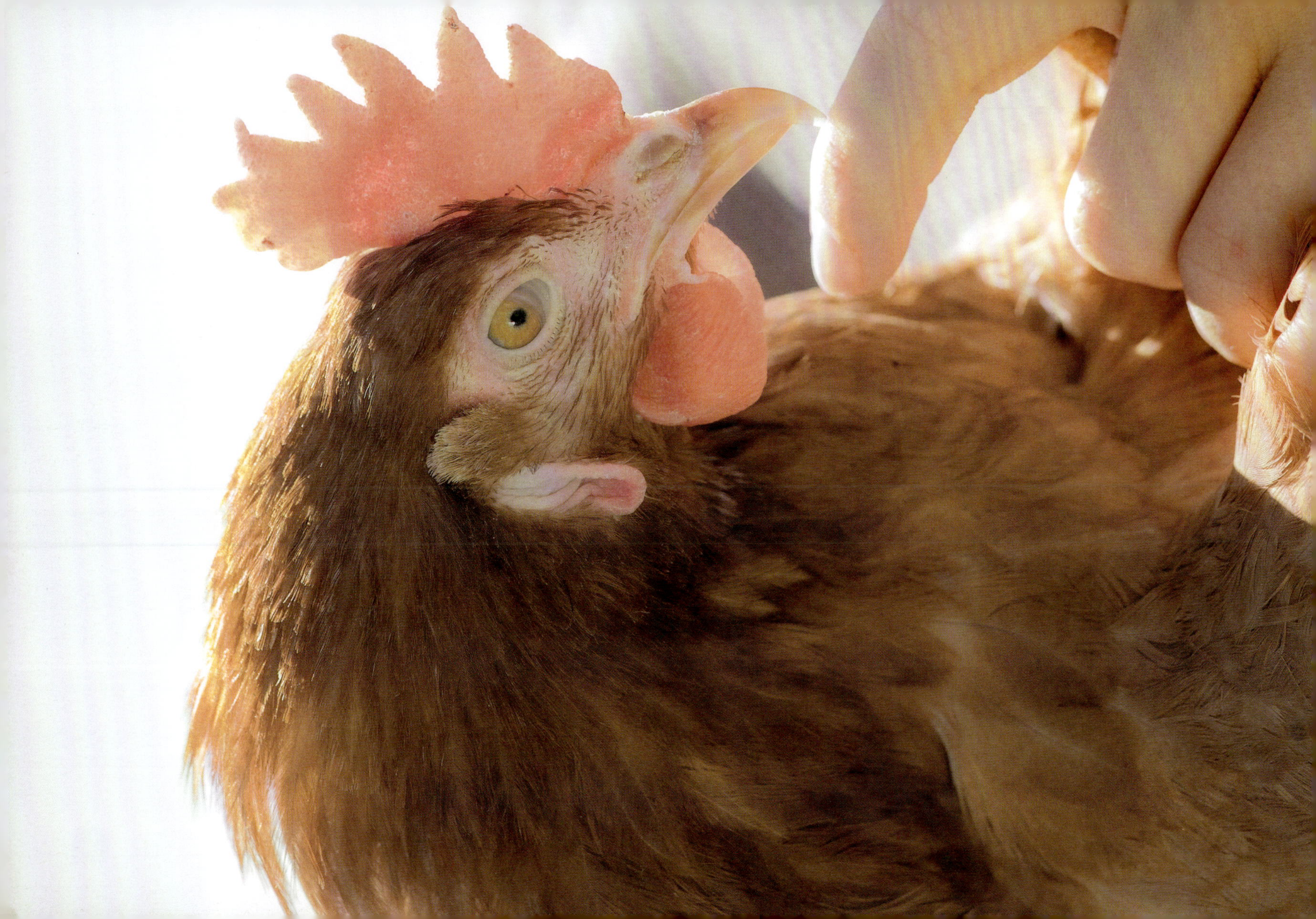

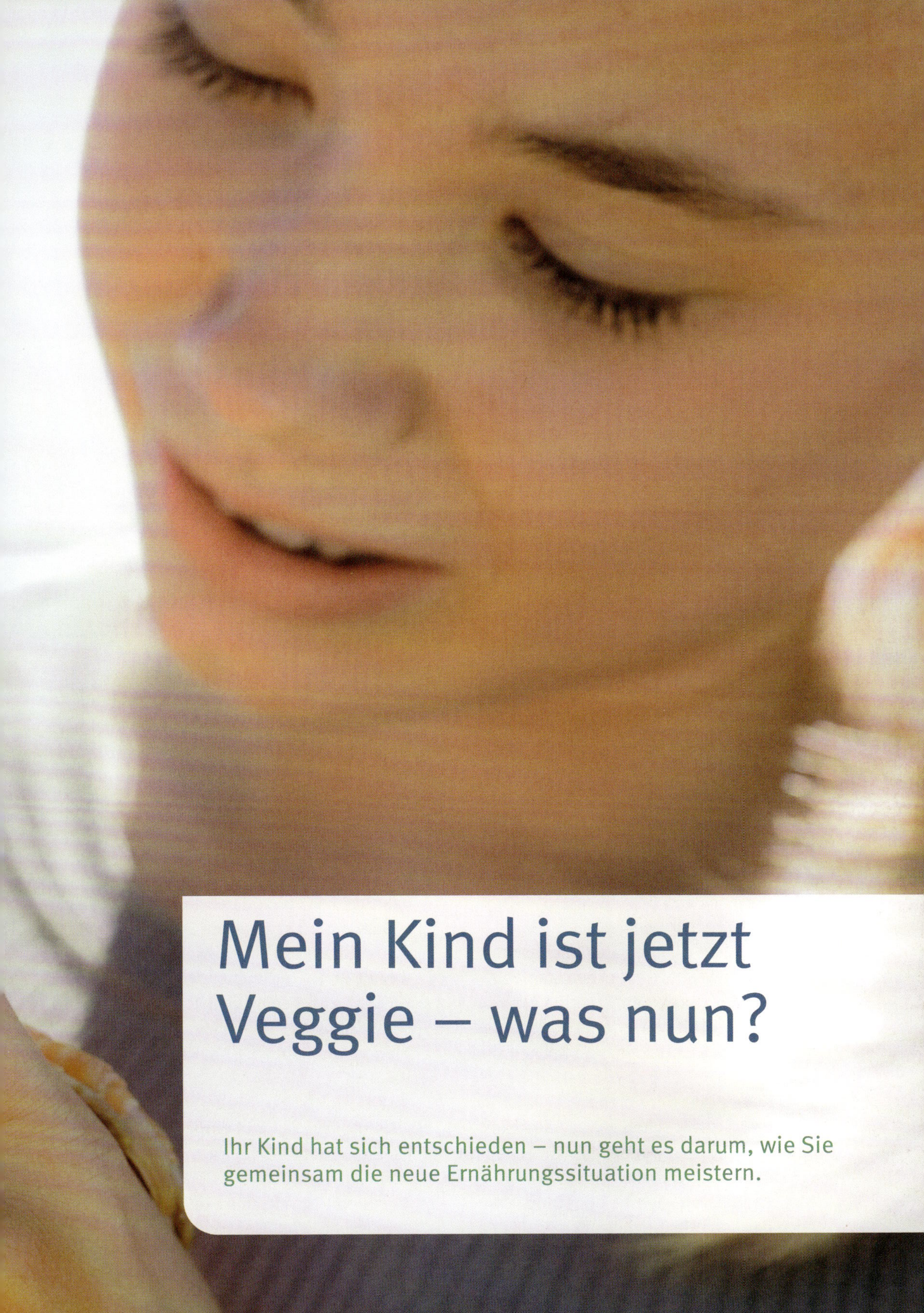

Mein Kind ist jetzt Veggie – was nun?

Ihr Kind hat sich entschieden – nun geht es darum, wie Sie gemeinsam die neue Ernährungssituation meistern.

Sehen Sie es als Chance für die ganze Familie!

Vielleicht haben Sie selbst schon länger mit dem Gedanken gespielt, sich und auch Ihre Familie weniger fleischhaltig oder sogar vegetarisch zu ernähren?

Das böse Bauchfett erobert langsam Ihre Körpermitte, der Magen motzt nach fettreichem Essen, Blutdruck und Cholesterinspiegel sind zu hoch – Ihr Energieniveau dagegen zu niedrig –, die Haare (sofern bei den Herren noch vorhanden) waren auch schon mal glänzender und die Gelenke geschmeidiger? Dann freuen Sie sich, dass Sie sich endlich mit dem Thema auseinandersetzen müssen, denn auch Ihnen wird es guttun, weniger Fleisch und vielleicht etwas mehr Gemüse und Obst zu essen.

Vielleicht geht es Ihnen aber auch ganz anders: Ein vegetarischer Teenager fehlt Ihnen in Ihrer aktuellen Situation gerade noch. Jetzt schon will jeder etwas anderes auf dem Teller, Einkaufen und Kochen sind bereits eine Herausforderung. Und als ob es mit einem pubertierenden Kind – oder gar mehreren – nicht schon genug Baustellen gäbe … Sicher, Sie wollen, dass Ihr Kind zu einem reflektierten und selbstbewussten Menschen heranwächst – aber muss das auch das Essverhalten betreffen?

Herzlichen Glückwunsch zum vegetarischen Kind!

Wie auch immer Ihre Ausgangssituation sein mag: Sehen Sie es positiv! Ihr Kind hat sich nicht dazu entschlossen, Vegetarier zu werden, um Sie zu ärgern. Glauben Sie mir, freiwillig auf die geliebten Wiener Würstchen und Schnitzel zu verzichten, nur um den Alten eins auszuwischen – das Opfer wäre dann doch zu groß! Nein, Ihr Teenager hat sich etwas dabei gedacht und Sie sollten das als grandiosen Schritt zu mehr Selbstständigkeit sehen. Möglicherweise ist das die erste weitreichendere Entscheidung, für die – zugegeben, vielleicht noch nicht so ganz realisierter – echter Verzicht und Mehraufwand bewusst in Kauf genommen werden.

Es lohnt sich, sich mit ehrlichem Interesse nach der Motivation zu erkundigen. Wahrscheinlich spielen Gedanken über den Tier- und Umweltschutz und eine gesamtgesellschaftliche Verantwortung eine Rolle.

Vielleicht aber auch Zukunftsängste, Gruppenzwang oder Unzufriedenheit mit dem Körpergewicht? Sie können die Gelegenheit nutzen, Ihrem Kind zu zeigen, dass Sie es ernst nehmen und wissen möchten, was es bewegt und beschäftigt.

Vielleicht setzt sich Ihr Kind mit seinem Vorhaben, ab jetzt nur noch vegetarisch zu essen, auch sehr unter Druck? Hier hilft es klarzumachen, dass kein Mensch von ihm erwartet, Vegetarier zu sein, und dass auch viele andere Wege zum Ziel führen. Beispielsweise indem es (erst mal) weniger, dafür aber vielleicht bewusster Fleisch aus artgerechter Tierhaltung isst. So kann Ihr Kind und mit ihm die Familienküche schrittweise den Umstieg meistern.

Anna (51)

Eine Mutter berichtet

Anna ist selbst Omnivorin und Mutter von zwei Söhnen. Der 14-Jährige hat sich vor 2 Monaten entschlossen, Vegetarier zu werden, der 12-Jährige war schon immer ein eher schwieriger Esser. Anna erzählt:

» *Mein großer Sohn ist in der Fridays-for-Future-Bewegung aktiv und hat sich aus Klimaschutzgründen entschlossen, Vegetarier zu werden. Zuerst hat er 2 Tage in der Woche, dann durchgehend auf Fleisch verzichtet. Ausnahmen macht er in Situationen, wo sich das schwer umsetzen lässt, z.B. in unserem letzten Urlaub. Auch bei einem geplanten Schüleraustausch will er seinen spanischen Gasteltern keine Umstände machen. Ich selbst bin auf einem Bauernhof groß geworden und esse zwar nicht exorbitant, aber doch gerne Fleisch, wobei mir Bioqualität wichtig ist. Für meine Familie koche ich relativ häufig Fleisch, auch weil mein jüngerer Sohn fast gar kein Gemüse mag.*

Ich bin stolz auf unseren großen Sohn, ich würde das nicht schaffen. Ich versuche, ihn zu unterstützen, die Umstellung ist allerdings nicht ganz einfach. Da es in der Schule kein warmes Mittagessen gibt, koche ich abends und muss ihm ja jetzt anstelle von Fleisch Alternativen anbieten. Ich stehe da noch ganz am Anfang und deshalb versuche ich es mit Fleischersatzprodukten. Ich hätte jetzt keine Lust, selbst Grünkern zu schroten oder Ähnliches. Wir probieren uns gerade durch verschiedene Getreidebratlinge und vegetarische Hackfleischbällchen durch, wobei ich mir nicht sicher bin, worauf bei den Inhaltsstoffen zu achten ist. Sogar mein mäkeliger jüngerer Sohn hat schon die Bratlinge probiert. Bei ihm würde ich mir wünschen, dass er Vegetarier sein möchte, dann würde er endlich mehr Gemüse essen!

Insgesamt ist das Kochen für mich schon aufwendiger geworden. Aber ich mache das gerne und versuche, selber davon zu profitieren. An meinem Einkaufsverhal-

ten hat sich kaum etwas geändert, weil ich schon immer viel im Bioladen gekauft habe. Mein Sohn kocht sich gelegentlich auch selbst etwas, z. B. Gemüsepfanne mit Tofu. Er möchte sich gerne gesund ernähren, aber mit seinen 14 Jahren ist das gar nicht so einfach und er tappt auch oft in die Süßigkeitenfalle. Gelegentlich kauft er sich Fruchtsäfte und Smoothies, ich befürchte aber, dass die ziemlich zuckerhaltig sind. In Bezug auf den Klimaschutz sieht er auch einige andere Lebensmittel jetzt kritisch, z. B. Avocados. Fisch fehlt ihm ja jetzt auch, aber da er Milchprodukte zu sich nimmt, hoffe ich, dass das hinhaut. Bislang habe ich mich noch nicht intensiver mit dem Thema vegetarische Ernährung befasst. Ich bin mir nicht sicher, worauf ich hinsichtlich Mangelerscheinungen achten muss und ob da für Jugendliche überhaupt eine Gefahr besteht. Ich weiß, dass Vegetarier mehr Hülsenfrüchte essen sollten, und vielleicht wäre es auch gut, auf Vollkornbrot umzusteigen. Nüsse sind ja wohl auch sehr gesund, daher achte ich darauf, dass er täglich welche isst. Und ich denke darüber nach, Smoothies selber zu machen. «

Machen Sie die Umstellung zum gemeinsamen Projekt!

Vielleicht gelingt es, die Ernährungsumstellung Ihres Teenagers zumindest teilweise zum gemeinsamen Projekt zu machen. Für mich waren dabei folgende Punkte wichtig, die ich so in etwa kommuniziert habe:

- Ich respektiere und unterstütze deine Entscheidung. Du bist alt genug, Verantwortung für deine Ernährung und Gesundheit zu übernehmen. Daher kümmern wir uns beide darum, dass du dich gesund vegetarisch ernährst (ein »gesünder« würde es hier in vielen Fällen vermutlich auch treffen; zur elterlichen Verantwortung siehe Kasten »Unsere Ernährungsverantwortung«, Seite 21).
- Ich erwarte von dir Unterstützung und Eigeninitiative: Einkaufen, (Mit-)Kochen, Rezeptideen beisteuern und die Bereitschaft, Neues auszuprobieren.
- Wir werden uns als Familie alle ein Stück weit an deine Ernährungsumstellung anpassen müssen, dafür erwarten wir auch von dir ein zumutbares Maß an Kompromissbereitschaft und Flexibilität.

Lassen Sie sich auf das Thema ein – in der Pubertät ist es schwierig genug, gemeinsame Themen zu finden. Sie kennen Ihr Kind und sein Umfeld am besten, deshalb gibt es sicher viele verschiedene Herangehensweisen. Bieten Sie Ihre Unterstützung und Begleitung an und freuen Sie sich darauf, selbst Neues zu erfahren und zu lernen, auch über und von Ihrem Kind.

Praktische Tipps für den Alltag

- Fragen Sie aktiv nach, was zukünftig (öfter) auf den Tisch kommen soll, und lassen Sie Ihre Tochter oder Ihren Sohn aufschreiben, was gemocht wird und was nicht.
- Gibt es Vegetarier in Ihrem Umfeld, von denen Sie sich etwas abschauen oder sich Tipps geben lassen können?
- Vielleicht hat Ihr Kind Lust, mit Ihnen oder seinen Freunden einen Kochkurs zu

(Gemüse) was ich gar nicht mag!

BÄÄÄHHHH

- Obergine
- Zuchini
- Blumenkohl
- Brokoli
- gekochte/gegrillte Karotte
- Kürbis
- Pilze
- Rotkraut
- Artischocken
- warme Rote Be~~e~~te
- Spinat
- Spargel
- nicht NUR LAUCH

Erste Liste mit Dingen, die meine Tochter zu Beginn (noch) nicht mochte.

belegen (z. B. an der Volkshochschule oder online)? Ein Kochkurs eignet sich auch als Geschenkidee oder Geburtstags-Event.

- Nutzen Sie die Kreativität und Fertigkeiten der Jugendlichen für ein vegetarisches Familienkochbuch mit witzigen Fotos von leckeren neu ausprobierten Speisen und den Genießern. Eine schöne Erinnerung und später hilfreich beim Flüggewerden!
- Lassen Sie sich von Ihrem technisch versierten Teenager bei der Auswahl der Küchengerätschaften (Seite 91) beraten und Links zu genialen YouTubern schicken.
- Wünschen Sie sich zu Ihrem Geburtstag von Ihrem Spross ein selbst gekochtes vegetarisches Menü.
- Gehen Sie in geeigneten Restaurants essen (siehe Kapitel »Entspannt auswärts und im Urlaub essen«, Seite 88) und zusammen einkaufen, besuchen Sie gemeinsam Veggie-Messen und -Veranstaltungen. Dort gibt es oft auch Probierstände.
- Möglicherweise können Sie sich gemeinsam mit Ihrem Kind für ein besseres vegetarisches Angebot in der Schulkantine oder in Ihrem Lieblingsrestaurant einsetzen?

Lassen Sie es langsam angehen!

Tasten Sie sich langsam heran, der Körper und insbesondere die Verdauung müssen sich auf die teilweise ungewohnte Kost erst umstellen. Sie werden mit der Zeit merken, dass sich auch Geschmack und Vorlieben durchaus ändern. Daher lohnt es sich, Geduld zu haben.

Allerdings: Stellen Sie sich auf Durststrecken ein, in denen alles ganz anders läuft als gedacht. In denen tagelang Fertiggerichte auf dem Tisch landen, kaum eine Mahlzeit gemeinsam eingenommen wird, Einkaufen nur noch stressig ist, Ihnen und Ihrem Kind das dauernde Gerede ums Essen und das »Was soll ich kochen?« so was von auf die Nerven geht! Während ich dieses Buch geschrieben habe, musste ich mir immer wieder mal an den Kopf fassen, was ich hier auf meinem geduldigen PC in der Theorie so alles verfasste und wie dagegen die raue Wirklichkeit eine Tür weiter aussah!

Macht nix, es kommen auch wieder andere Zeiten. Bleiben Sie einfach am Ball! Wenn Ihr Sprössling ein paar Tage mal nicht auf seine erforderlichen Tagesbedarfe kommt, ist das verkraftbar und möglicherweise merkt Ihr Kind selber irgendwann, was gut bzw. besser für es ist.

Das sollten Sie noch wissen

Das Interesse an gesundheitsbewusster Ernährung hat gerade in den letzten Jahren erheblich zugenommen. Vieles, was Sie heu-

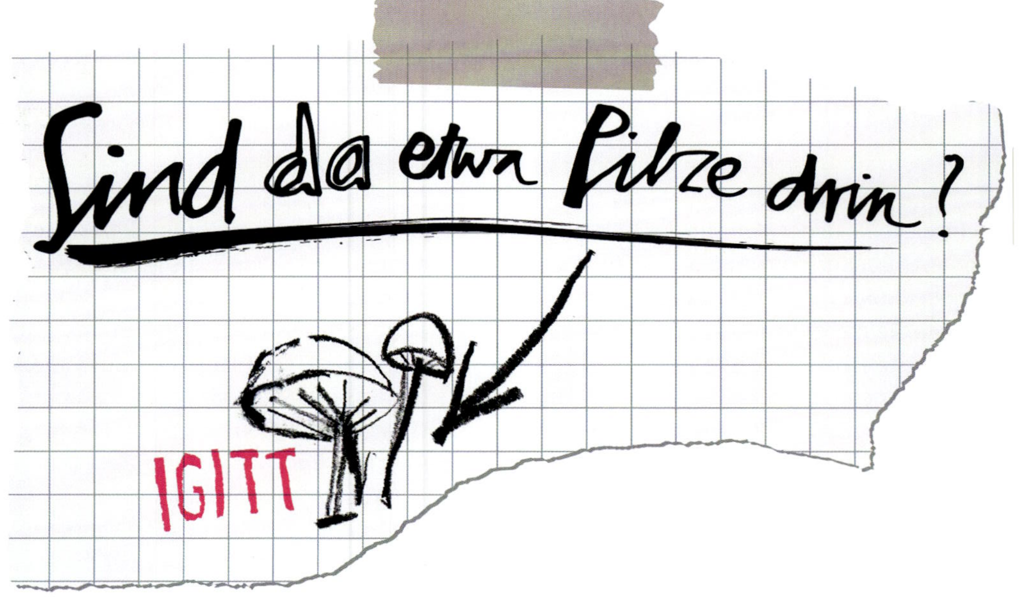

te lesen, scheint jedoch wenig später schon wieder überholt. Nicht selten widersprechen sich die Meinungen der – anerkannten, aber manchmal auch selbst ernannten – Experten und Expertinnen. Und nicht zuletzt hat jeder Einzelne von uns weitreichende und ganz individuelle Erfahrungen mit dem Thema Ernährung, dreht sich doch ein großer Teil unseres Lebens um den Einkauf, die Zubereitung und den Verzehr von Essbarem!

Es ist daher zwangsläufig ein Ding der Unmöglichkeit, es hier jedem recht zu machen. Es ist auch nicht die Absicht dieses Buches, die neuesten Ernährungstrends und -theorien zu diskutieren oder gar weitere zu kreieren – das können andere viel besser. Vielmehr möchte ich Ihnen mit den folgenden Kapiteln ein Basiswissen über gesundheitsfördernde vegetarische Ernährung von Jugendlichen vermitteln. Sie sollen in die Lage versetzt werden, informiert aus dem unglaublich reichhaltigen Lebensmittelangebot zu wählen, das uns glücklicherweise heutzutage zur Verfügung steht. Ich möchte Ihnen zudem Orientierung geben bei der Einschätzung, ob sich Ihr vegetarischer Teenager mit seinen neuen Ernährungsgewohnheiten im grünen Bereich befindet oder ob hier noch nachjustiert werden sollte.

Wie eingangs erwähnt, orientierte ich mich dabei weitgehend an den Empfehlungen der Deutschen Gesellschaft für Ernährung (DGE). Das Thema Ernährung ist komplex und einiges ist noch nicht wissenschaftlich belegt oder ausreichend verstanden. Daher ist es nicht verwunderlich, dass manche Aspekte dieser Empfehlungen von Ernährungsfachleuten unterschiedlich gesehen werden und sie sich in manchen Punkten von denen anderer internationaler Fachgesellschaften unterscheiden.

Diese Nährstoffe sollten Sie kennen

Hier stelle ich Ihnen Wissenswertes zu den Bestandteilen und Inhaltsstoffen vor, die für eine gute vegetarische Ernährung Jugendlicher wichtig sind.

Zuerst gehe ich auf die Haupt- oder Makronährstoffe ein, die unserem Körper Energie liefern, dann befasse ich mich in kurzen Steckbriefen mit denjenigen Vitaminen, Mineralstoffen und Spurenelementen, auf deren Zufuhr bei jugendlichen Vegetariern besonders geachtet werden sollte, inklusive eines Exkurses zum Thema Nahrungsergänzungsmittel.

Die angegebenen Soll-Mengen der jeweiligen Nährstoffzufuhr entsprechen den D-A-CH-Referenzwerten, d. h. den Empfehlungen bzw. Schätzungen, die von den Gesellschaften für Ernährung in Deutschland (DGE), Österreich (ÖGE) und der Schweiz (SGE) gemeinsam herausgegeben werden. Diese Referenzwerte enthalten immer einen Sicherheitszuschlag, um sicherzustellen, dass damit die Mehrheit der Bevölkerung ausreichend versorgt ist. Dabei ist allerdings zu bedenken, dass Kinder und Jugendliche im Gegensatz zu den meisten Erwachsenen unter Umständen nicht auf größere Reserven zurückgreifen können.

Werte als grobe Richtschnur

Die Nährstoffangaben zu den jeweiligen Lebensmitteln sind als grobe Richtschnur zu verstehen. Die Schwankungsbreite bei naturbelassenen Lebensmitteln kann erheblich sein und auch die Verarbeitung bzw. Zubereitung kann einen Einfluss haben.

Wie schon im vorherigen Kapitel ausgeführt, ist es weder erstrebenswert noch sinnvoll, ständig zu wiegen und zu rechnen. Wer jedoch den verständlichen Wunsch hat, ein grobes Gefühl dafür zu bekommen, welches Nahrungsmittel wie viel Energie (sprich Kalorien), welche Nährstoffe, Mineralstoffe und Vitamine enthält, für den empfiehlt sich eine Nährwerttabelle oder die Nutzung von Nährstoffrechnern im Internet. Ein Blick auf die Verpackungsangaben lohnt sich immer und Sie können auch beim Lebensmittelhändler oder -hersteller nachfragen.

Natürlich gibt es auch zum Thema Ernährung – von mehr oder weniger qualifizierten

Anbietern – diverse Internet-Tools und Apps zur Erfassung der individuellen Nahrungsaufnahme, die oft mit der Dokumentation von Bewegung kombiniert sind. Die meisten konzentrieren sich auf die Makronährstoffebene, d. h. auf Protein-, Kohlenhydrat- und Fettanteile. Eine sachgerechte und sinnvolle Nutzung dieser Tools setzt jedoch einiges an Kenntnissen voraus. Die Individual-Einstellungen, die den Bedarfsberechnungen zugrunde liegen, müssen korrekt sein. Dazu zählen alters- und gewichtsentsprechende Angaben zum Grundumsatz und Bewegungsprofil.

Eine Kinder- und Jugendärztin berichtet

Susanne über ihre Erfahrung aus ihrer langjährigen Praxistätigkeit

»*Im Versorgungsgebiet unserer Praxis sind vegetarische oder vegane Familien noch die Ausnahme. In Sachen Ernährung ist das Hauptproblem vielmehr das Übergewicht vieler Kinder und Jugendlicher durch zu viel zucker- und fetthaltige Nahrungsmittel wie Pommes, Eistee und Burger. Hin und wieder bittet mich eine Mutter eines vegetarischen Mädchens um eine Blutentnahme, weil ›mein Kind so schwach und müde ist‹.*

Als Kinderärztin bin ich eine Verfechterin der optimierten Mischkost (Seite 19): Von allem was, in vernünftigen Mengen und in möglichst guter Qualität – dann ist das Risiko einer Mangelversorgung am geringsten. Gegen eine vegetarische Ernährung spricht nichts, solange sie ausgewogen ist und alle notwendigen Nährstoffe enthält – aber welches Kind isst schon gerne Gemüse und Obst in den erforderlichen Mengen? Vegane Ernährung sehe ich da höchst kritisch und habe damit auch schlechte Erfahrungen gemacht. Auch im Hinblick auf Essstörungen halte ich es für riskant, wenn sich Jugendliche permanent und intensiv mit Essen und seinem Nährstoffgehalt beschäftigen.

Im normalen Praxisbetrieb ist es nicht machbar, das ‚wahre' Ernährungsverhalten genauer zu erheben oder gar eine ausführliche Ernährungsberatung durchzuführen. Ich freue mich, dass ich zukünftig den Eltern vegetarischer Jugendlicher dieses Buch empfehlen kann. Zu Kontrolluntersuchungen für kritische Nährstoffe gibt es keine generellen einheitlichen Empfehlungen. Aber das halte ich auch für schwierig, ich denke, das muss individuell entschieden werden. Blutentnahmen im Kindes- und Jugendalter müssen gut begründet sein, das Piken tut weh, kostet Zeit und letztendlich die Krankenkassen auch Geld. Viele der Laborbestimmungen sind teuer. Wenn ich gelegentlich Supplemente, z. B. Eisenpräparate verordne, ist die Einnahme leider oft unzuverlässig. «

Ist eine Dokumentation notwendig?

Die Nahrungszufuhr über einen bestimmten Zeitraum zu überprüfen und detailliert zu dokumentieren, kann im Rahmen einer begründeten und gezielten Ernährungsberatung mit Anleitung und Unterstützung durch eine qualifizierte Fachkraft hilfreich sein. Für gesunde und aktive Menschen halte ich das für unnötig, denn ich sehe, gerade bei Jugendlichen, ein erhebliches Potenzial für Verunsicherung und Zwanghaftigkeit (siehe auch Kapitel »Essstörungen – der schmale Grat«, Seite 25).

Proteine

Proteine (von griechisch *proteios* = grundlegend, vorrangig) bzw. ihre Bausteine, die Aminosäuren, werden vom Körper vor allem zum Aufbau und zur Erneuerung von Muskelgewebe, Blut, Knochen, Haut und Haaren benötigt. Sie sind zudem wichtig für ein funktionstüchtiges Immunsystem und die Produktion von Hormonen, Transport- und Botenstoffen.

Acht der 20 Aminosäuren, die für den Menschen relevant sind, können wir nicht selbst bilden; manche zählen das für Kinder wichtige Histidin als 9. dazu. Da wir diese Aminosäuren mit der Nahrung aufnehmen müssen, werden sie als unentbehrlich (früher essenziell, d. h. überlebensnotwendig) bezeichnet. Proteine sättigen im Vergleich zu Kohlenhydraten und Fetten am besten, lassen sich vom Körper jedoch nicht so gut speichern.

Beim Umstieg von einer (proteinreichen) fleisch- und fischhaltigen Ernährung auf eine vegetarische ist es wichtig, andere Proteinquellen zu kennen und diese regelmäßig und selbstverständlich in den Speiseplan einzubauen, zumal die Proteinqualität der meisten pflanzlichen Proteine (bis auf Soja- und Lupinenprotein) im Vergleich zu tierischen Proteinen geringer ist.

Bedarf und Bedarfsdeckung

Aus dem Genannten wird klar, dass Proteine besonders in Wachstumsphasen eine wichtige Rolle spielen. Laut DGE beträgt der tägliche Bedarf pro Kilogramm Körpergewicht von Teenagern im Alter von 10 bis 14 Jahren geschlechtsunabhängig 0,9 g; mit 15 bis 18 Jahren benötigen Jungen 0,9 g und Mädchen 0,8 g. Für normalgewichtige Erwachsene werden 0,8 g, ab einem Alter von 65 Jahren 1,0 g empfohlen.

Angenommen, Sie wollen den Proteinbedarf für Ihren Jugendlichen mit 0,9 g/kg Körpergewicht berechnen, so nehmen Sie einfach die Anzahl der Gewichts-Kilos und ziehen 10 Prozent ab. Ein 50 kg schwerer Jugendlicher benötigt täglich entsprechend 45 g. Aber auch hier braucht es keine Erbsenzählerei, machen Sie sich einfach einmal die grobe Bedarfsmenge klar und behalten Sie diese im Hinterkopf. Ich habe durch die Recherche für dieses Kapitel festgestellt, dass meine Tochter eher zu wenig Protein zu sich nimmt.

Worin sind Proteine enthalten?

Da (Ovo-)Lakto-Vegetarier Milchprodukte konsumieren, lässt sich der tägliche Proteinbedarf eigentlich recht unkompliziert decken. In der nachfolgenden Tabelle (Seite 39) finden Sie beispielhaft Angaben zum Proteingehalt für die »klassischen«

Milchprodukte. Allerdings sollte darauf geachtet werden, dass man dabei nicht unnötig (ungesunde) Fette zu sich nimmt (siehe auch Kapitel »Fette und Öle«, Seite 42). Deshalb werden Milchprodukte idealerweise mit pflanzlichen Proteinquellen (Seite 41) kombiniert, die Sie mit der Zeit immer selbstverständlicher nutzen werden.

Milchprodukte und Eier als tierische Proteinlieferanten

Lebensmittel	Proteingehalt (ca.)	Anmerkungen
Halloumi-Grillkäse, 1 Portion (100 g)	24 g	Enthält auch eine ganze Menge Fett.
Magerquark (100 g)	13 g	–
½ Kugel Mozzarella aus Kuhmilch (60 g)	11 g	Gibt es auch mit mikrobiellem Lab.
1 Glas Milch oder Buttermilch (250 ml)	8 g	Sojadrink enthält ca. 6 g, andere Pflanzendrinks enthalten deutlich weniger Protein.
1 Scheibe Käse wie Appenzeller, Berg- und Butterkäse, Gouda, Greyerzer, Edamer (30 g)	8 g	–
1 mittelgroßes Hühnerei	6 g	–
1 Becher Naturjoghurt (150 g)	5 g	Sojajoghurt enthält ca. 6 g, griechischer Joghurt ca. 10 g (aber mehr Fett und Zucker).
1 Portion Feta (30 g)	5 g	–
1 Portion Parmesan (10 g)	3,5 g	Parmesan ist der Proteinkönig unter den Käsen; Alternative ohne tierisches Lab: Montello (leider nur schwer erhältlich).
Frischkäse (30 g als Brotaufstrich)	3 g	–

Wichtigste pflanzliche Proteinlieferanten sind Hülsenfrüchte und Vollkorngetreide sowie daraus hergestellte Produkte (siehe nachfolgende Tabelle Seite 41). Die »biologische Wertigkeit« von pflanzlichem Eiweiß ist in der Regel geringer als die von tierischem. Vereinfacht gesagt, geht es dabei um die Verwertbarkeit von Proteinen für den menschlichen Organismus, d. h., wie viel von dem mit der Nahrung zugeführten Eiweiß in Körpereiweiß umgewandelt werden kann.

Aufgrund seines besonders günstigen Aminosäureprofils wird die biologische Wertigkeit von Vollei mit 100 Prozent angesetzt und dient als Referenzwert.

Die biologische Wertigkeit lässt sich durch geschickte Nahrungsmittel-Kombinationen steigern (Seite 40). Außerdem ergänzen sich die Aminosäureprofile von Getreide (reich an der Aminosäure Methionin) und Hülsenfrüchten (reich an Lysin) gut. Es gibt auch Gemüsesorten, die relevante Mengen an Protein enthalten (siehe Tabelle Seite 41). Die entsprechenden Lebensmittel müssen nicht in einer Mahlzeit kombiniert werden, sondern können auch im Laufe des Tages getrennt verzehrt werden.

Vorausgesetzt, Sie beherzigen die Hinweise und Tipps in den nachfolgenden Kapiteln zum Verzehr von Obst und Gemüse, bekommt Ihr Kind ausreichend Proteine und kann Ihnen gesund über den Kopf wachsen!

Praktische Tipps für den Alltag

- Bauen Sie in den täglichen Speiseplan Ihres Teenagers ein Glas Milch (oder Sojadrink), Buttermilch, Kefir oder einen Becher Naturjoghurt ein.
- Schlagen Sie fürs Frühstück eine Haferflockenmahlzeit vor.
- Belegen Sie das Pausenbrot mit Käse.
- Bieten Sie morgens oder abends Vollkornbrot mit Frischkäse, Quark, Bohnenpaste oder Hummus (Seite 124) an.
- Kochen Sie mehrmals pro Woche ein Gericht mit Hülsenfrüchten oder Sojaprodukten, z. B. Spätzle oder Pasta mit Linsen (Seite 105) bzw. Linsenbolognese (Seite 128), vegetarisches Chili mit Reis (Seite 100), Kichererbsencremesuppe (Seite 119).
- Wenn Sie gelegentlich zu verarbeiteten Fleischersatzprodukten (Seite 67) greifen, achten Sie auf Proteingehalt und -quelle.
- Reichen Sie reichlich geriebenen Käse zu jedem Pastagericht.
- Kochen Sie gelegentlich ein Ei oder eine Eierspeise.
- Mixen Sie Sesam oder andere Samen in den Smoothie (Seite 136) oder zerkleinert ins Müsli.
- Stellen Sie Ihrem Sprössling regelmäßig Nüsse oder Studentenfutter neben den PC.
- Verwenden Sie Nussmuse, z. B. Mandelmus, zum Verfeinern von Saucen, Suppen und Smoothies.
- Wählen Sie günstige Lebensmittel-Kombinationen, z. B. Ei mit Kartoffeln, Soja, Milch oder Mais, Milch mit Mehl oder Kartoffeln, Pasta mit Linsenbolognese (Seite 128), Tofu mit Reis, Bohnen mit Mais, Hafermüsli mit Sojadrink, Falafel mit Fladenbrot.

Beispiele für pflanzliche Proteinlieferanten

Lebensmittel	Proteingehalt (ca.)	Anmerkungen
Texturiertes Soja (trocken, z. B. als Granulat oder Schnetzel; 100 g)	49 g	Gewicht verdoppelt bis verdreifacht sich beim Einweichen, damit reduziert sich der Proteingehalt entsprechend.
Seitan (Weizen; 100 g)	29 g	–
Lupinen-Fleischersatz (100 g)	18 g	–
Gekochte Sojabohnen (100 g)	15 g	–
Tofu (100 g)	13 g	–
Tempeh (100 g)	19 g	–
Haferflocken (100 g)	13 g	Haferflocken sind eine reiche Quelle verschiedenster Nährstoffe.
Popcorn (100 g)	12 g	Selbermachen, um Fett, Zucker bzw. Salz zu sparen.
Linsen (gekocht, 100 g)	10 g	–
Polenta (Maisgrieß, 100 g)	9 g	–
Kichererbsen (gekocht, 100 g)	8 g	–
1 Portion Nudeln (gekocht, 140 g)	8 g	Der Unterschied zwischen Weißmehl und Vollkorn ist hinsichtlich des Proteingehalts vernachlässigbar.
1 Portion Reis (gekocht, 160 g)	5 g	
Quinoa (gekocht, 100 g)	5 g	–
1 Scheibe Vollkornbrot (50 g)	4 g	–
Erbsen (gekocht, 100 g)	5 g	Sind leider oft nicht die Favoriten von Jugendlichen, enthalten aber viele weitere wichtige Nährstoffe und Vitamine!
Rosenkohl (gekocht, 100 g)	4 g	
Grünkohl (100 g)	4 g	
Brokkoli (gekocht, 100 g)	3 g	
Blattspinat (100 g)	3 g	
Kartoffeln (gekocht, mit Schale, 100 g)	2 g	–
1 TL Weizenkeime (10 g)	3 g	–
10 Mandeln (10 g)	2 g	–
1 TL Leinsamen (10 g)	2 g	–

Fette und Öle

Über das Thema Fette wurde in den letzten Jahren lebhaft diskutiert und viel geschrieben. Es ist in der Tat besonders komplex. Daher werde ich mich auch hier auf das beschränken, was Sie meiner Meinung nach für die Ernährung eines gesunden vegetarischen Teenagers wissen sollten und wie ich das persönlich in unserem Familienalltag umsetze.

Bedarf und Bedarfsdeckung

Fett ist für uns ein wichtiger Energiespender und -speicher, 1 g liefert etwa 9 kcal. Zum Vergleich: 1 g Proteine und Kohlenhydrate haben nur je 4, Alkohol 7 kcal. Die in Fetten enthaltenen Fettsäuren (Seite 43) werden von unseren Körperzellen unter anderem für die Zellmembranen, als Bausubstanz und zum Schutz vor Austrocknung benötigt. Sie sind wichtig für die Elastizität von Haut und Haar, für die Stimmung, ein gutes Sehvermögen und eine gute Hirnfunktion. Wir brauchen sie darüber hinaus zur Hormonproduktion und zum Transport bzw. zur Aufnahme der fettlöslichen Vitamine (Seite 51). In der Zubereitung unserer Speisen spielen Fette darüber hinaus eine wichtige Rolle als Geschmacksträger bzw. -verstärker.

Als Richtwert für den Fettanteil an der Kalorienaufnahme beim gesunden Jugendlichen gibt die DGE für 10- bis 14-Jährige einen Anteil von 30 bis 35 Prozent, ab einem Alter von 15 Jahren von 30 Prozent an. Die täglich verzehrte Menge hängt demzufolge vom Kalorienbedarf ab. Sie dürfte für die meisten Jugendlichen im Mittel um die 80 g liegen,

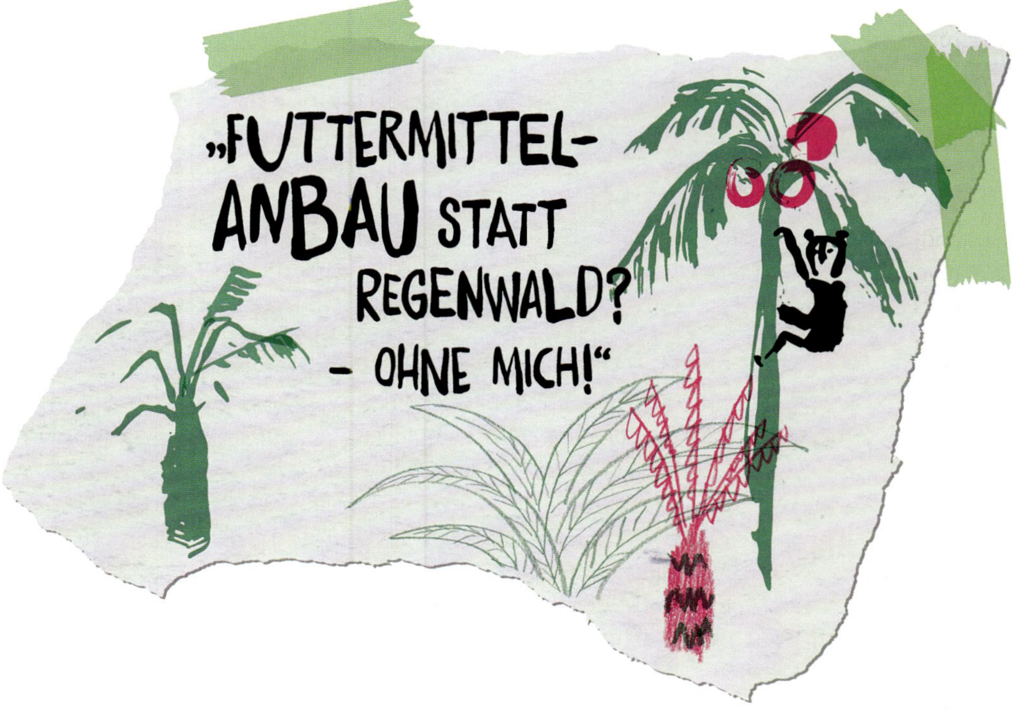

für Mädchen eher weniger, für Jungen etwas mehr.

»Gesunde« und »ungesunde« Fette

Fett ist jedoch nicht gleich Fett. Grundbaustein von Fetten sind die Fettsäuren (FS). Das sind im Wesentlichen lange Ketten aus Kohlenstoffatomen mit unterschiedlich vielen Gliedern, an denen Paare von Wasserstoffatomen befestigt sind. Je nach Sättigungsgrad der Glieder mit Wasserstoffatomen wird wie folgt unterschieden: Bei gesättigten Fettsäuren (GFS) sind alle möglichen Bindungen mit Wasserstoffatomen besetzt, den einfach ungesättigten Fettsäuren (EUFS) fehlt ein Paar Wasserstoffatome und mehrfach ungesättigten (MUFS) fehlen 2 oder mehr Paare. Gesättigte Fettsäuren sind aufgrund dieses Aufbaus bei Raumtemperatur fest und sehr stabil. Sie werden in Abhängigkeit von der Molekülgröße in kurz-, mittel- und langkettige Fettsäuren unterschieden.

Worauf es ankommt

Fette sind immer eine Mischung aus unterschiedlichen Fettsäuren. Ob sie als eher »gesund« oder »ungesund« bewertet werden, hängt von ihrer Zusammensetzung ab. Unserer Gesundheit am besten zuträglich ist der Verzehr von einfach oder besser noch mehrfach ungesättigten Fettsäuren. Dagegen sollten gesättigte Fettsäuren möglichst wenig bzw. nur in Maßen konsumiert werden, denn ein Zuviel – und hier insbesondere von den langkettigen Fettsäuren – erhöht u. a. das Risiko von Fettstoffwechselstörungen und Herz-Kreislauf-Erkrankungen. Die DGE empfiehlt, dass gesättigte Fettsäuren maximal ein Drittel der täglich aufgenommenen Fettsäuren ausmachen sollen. Bei den übrigen zwei Dritteln sollen vor allem einfach, aber auch reichlich mehrfach ungesättigte Fettsäuren verzehrt werden.

Wo sich gesättigte Fettsäuren finden

Gesättigte Fettsäuren sind vor allem in tierischen Fetten enthalten (daher auch in Butter, Milch und Milchprodukten), aber auch in Kokos- und Palmfett und damit vor allem in Backwaren, Knabbereien, Fast Food und fettreichen Süßigkeiten. Unbedingt vermieden werden sollte der Verzehr von Transfetten, die vor allem bei der Härtung von flüssigem Fett bzw. Öl entstehen. Sie sind insbesondere in frittierten Lebensmitteln, Kartoffelchips und ähnlichen Snacks, in Blätterteig, industriell gefertigtem Gebäck und anderen Fertigprodukten enthalten.

Ungesättigte Fettsäuren

Unser Körper kann Fettsäuren aufbauen bzw. aus anderen Stoffen, z. B. aus Kohlenhydraten, umbauen. Es gibt aber Fettsäuren, die wir nicht oder nur unter bestimmten Bedingungen selber bilden können (lebensnotwendige oder essenzielle Fettsäuren bzw. semiessenzielle Fettsäuren). Dazu gehören die mehrfach ungesättigte Omega-6-Fettsäure Linolsäure und die Omega-3-Fettsäure Alpha-Linolensäure (Synonyme sind n-3- bzw. n-6-Fettsäure). Erstere hat zwar auch positive Effekte, es werden aus ihr jedoch Fettsäuren wie beispielsweise die Arachidonsäure gebildet, die in höheren Dosen Entzündungen fördern. Aus Omega-3-Fettsäuren entstehen dagegen weitere gesundheitsfördernde Fettsäuren, besonders bedeutsam sind die Eicosapentaensäure (EPA) und die Docosahexaensäure (DHA).

Da Omega-6- und Omega-3-Fettsäure bei diesen Umwandlungsprozessen um das gleiche Enzymsystem konkurrieren, ist das Verhältnis der beiden entscheidend. Die

DGE empfiehlt für unsere Ernährung ein Verhältnis von Omega-6- zu Omega-3-Fettsäuren von maximal 5:1. Bei Vegetariern ist das Verhältnis aufgrund ihrer pflanzlichen Ernährung manchen Studien zufolge schlechter, wobei bislang unklar ist, welche Relevanz das hat.

Wo sich ungesättigte Fettsäuren finden
Omega-3-Fettsäuren sind insbesondere in fettreichen Kaltwasserfischen enthalten, so z. B. in Lachs, Aal, Makrele und Forelle. Da Fisch ja jetzt als Nahrungsquelle wegfällt, sollten Sie bei Ihrem vegetarischen Teenager auf eine ausreichende Zufuhr achten – und auch uns Älteren kann das im Kampf gegen die lästigen Wortfindungsstörungen helfen!

Vegetarier können auch einfach Algen oder Mikroalgenöl, ohne den »Umweg Fisch«, oder angereicherte Lebensmittelprodukte als Omega-3-Fettsäure-Quellen nutzen (siehe auch Kapitel »Nahrungsergänzungsmittel«, Seite 60). Omega-6-Fettsäuren werden bei einer ausgewogenen pflanzenbasierten Kost automatisch ausreichend aufgenommen.

Die nachfolgende Tabelle gibt Ihnen einen Überblick über das Fettsäureprofil der gängigen Öle und Fette sowie meine persönliche Einschätzung zu ihrer Wertigkeit für eine gesunde vegetarische Ernährung jugendlicher Vegetarier.

Fette und Öle in der vegetarischen Ernährung

Öl/Fett	Besonderheiten bezüglich Fettsäureprofil	Gut zu wissen	Meine persönliche Einschätzung
Rapsöl	hoher Gehalt an EUFS, relativ günstiges Verhältnis Omega-6- zu Omega-3-FS von etwa 2:1	Mein Favorit. Mische ich gerne mit Olivenöl für Salatdressings. Verwende ich auch als Bratöl-Variante.	☺
Olivenöl	vor allem EUFS (Ölsäure)	Wesentlicher gesundheitsfördernder Bestandteil der »Mittelmeerdiät«	☺
Leinöl	hat von allen pflanzlichen Ölen den höchsten Gehalt an Omega-3-FS, Verhältnis Omega-6- zu Omega-3-FS etwa 1:4	Die Omega-3-FS-Quelle schlechthin. Hält leider nicht lange und schmeckt schnell bitter (kühl und dunkel lagern, kann auch im Tiefkühlfach gelagert werden; *Leindotteröl* ist länger haltbar), nur für die kalte Küche verwenden (z. B. zu Kartoffeln und Quark); 1 EL deckt den Tagesbedarf an Alpha-Linolensäure.	☺
Hanföl	relevante Mengen an Omega-3-FS, Verhältnis Omega-6- zu Omega-3-FS etwa 3:1	Nur für die kalte Küche verwenden (Salate, Brotaufstriche)	☺

Öl/Fett	Besonderheiten bezüglich Fettsäureprofil	Gut zu wissen	Meine persönliche Einschätzung
Walnussöl	relativ hoher Gehalt an Omega-6-FS, aber auch relevante Mengen an Omega-3-FS (Verhältnis etwa 5:1)	Nur für die kalte Küche verwenden (Salate, Brotaufstriche)	☺
Erdnussöl	EUFS	Ist hoch erhitzbar	☺–😐
Weizenkeimöl, Sojaöl	mäßige Mengen an Omega-3-FS	–	☺–😐
Sesamöl	EUFS und Omega-6-FS	–	☺–😐
Butter mit Rapsöl (Mischstreichfett)	Verhältnis Omega-6- zu Omega-3-FS von etwa 2,5:1	Kombiniert Vorteile von Butter und Margarine; Mischstreichfette mit Palmöl meiden	☺–😐
Butter	besteht etwa zu ⅔ aus GFS (vor allem kurz- und mittelkettige)	Enthält als Naturprodukt Mineralstoffe und fettlösliche Vitamine	😐
Margarine	FS-Profil hängt von verwendeten Pflanzenölen ab, enthalten MUFS in relevanten Mengen	Kann mit Vitamin D und E angereichert sein; kann Palm- oder Kokosfett enthalten	😐–☹
Maiskeimöl, Distelöl, Sonnenblumenöl (und Margarine), Traubenkernöl, Kürbiskernöl	hoher Gehalt an Omega-6-FS (Linolsäure)	–	😐–☹
Kokosfett	GFS, relevanter Gehalt an mittelkettigen gesättigten FS	In größeren Mengen nur für diätetische Zwecke sinnvoll (z. B. bei krankhaften Fettverdauungsstörungen)	😐–☹
Palmfett	GFS	Kommt oft als »verstecktes« Fett vor	☹
Kakaobutter	GFS	Dunkle Schokolade bevorzugen, denn sie enthält weniger Kakaobutter!	☹

FS: Fettsäuren, EUFS: einfach ungesättigte FS, MUFS: mehrfach ungesättigte Fettsäuren, GFS: gesättigte FS; ☺ zu empfehlen, 😐 in Maßen okay/sparsam einsetzen, ☹ nach Möglichkeit meiden

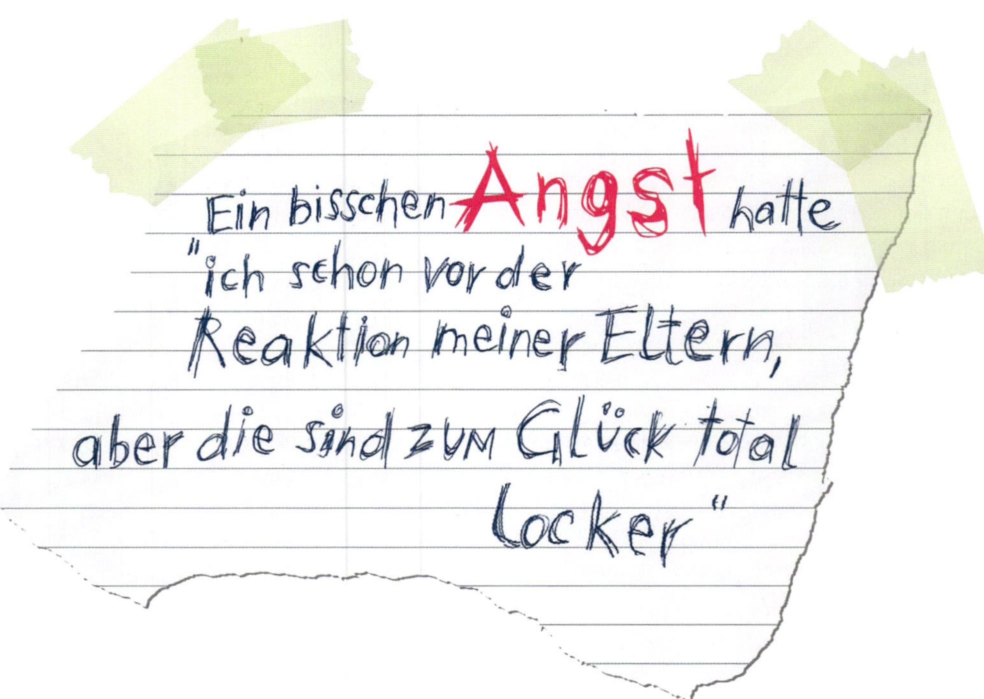

Es gibt noch eine ganze Reihe weiterer Lebensmittel, die wertvolle Fette enthalten. Besonders viel Omega-3-Fettsäuren (bzw. Alpha-Linolensäure) enthalten bestimmte Nüsse und Samen (siehe auch Kapitel »Nüsse und Samen«, Seite 68) sowie deren Öle. So liegt das Verhältnis Omega-6-FS zu Omega-3-FS bei Leinsamen etwa bei 1:4 und bei Walnüssen etwa bei 4:1. Leinsamen sollten für eine gute Aufnahme zerkleinert bzw. geschrotet sein.

Auch Hanf- und Chiasamen haben einen sehr hohen Gehalt an Omega-3-Fettsäuren (Verhältnis etwa 1:3). Während die einen Chiasamen als Superfood loben, sehen andere sie wegen einer möglichen Pestizid-/Schadstoffbelastung und langer Transportwege kritisch. Da es sich um ein sogenanntes »Novel food« handelt, empfiehlt die Europäische Behörde für Lebensmittelsicherheit, die tägliche Zufuhr von 15 g (ca. 1,5 EL) nicht zu überschreiten (da Samen oft stark quellen, ausreichend trinken!).

Darüber hinaus liefern Avocados gesunde einfach ungesättigte Fettsäuren. Der Wasserverbrauch für den Anbau ist jedoch recht hoch, daher sollten Sie idealerweise auf Herkunft und Bio-Siegel achten.

Praktische Tipps für den Alltag

- Keine Angst vor gesunden Fetten, verwenden Sie diese bzw. fettreiche Nahrungsmittel aber mit Verstand und Augenmaß.
- Raps- und Olivenöl eignen sich im Alltag als wichtigste Fettlieferanten.
- Stellen Sie eine ausreichende Omega-3-FS-(Alpha-Linolensäure-)Zufuhr sicher, z. B.

durch Leinöl, Hanföl, Walnüsse, Leinsamen, angereichertes Öl oder Mikroalgen.

- Falls Sie Omega-6-FS-(Linolsäure-)reiche Fette verwenden, dann nur in Maßen (z. B. Sonnenblumenöl).
- Geben Sie »nativen« oder »kalt gepressten« Ölen den Vorzug, denn bei der Raffination gehen wertvolle Begleitstoffe wie Vitamine und sekundäre Pflanzenstoffe verloren. »Nativ extra«, »extra vergine« oder »extra virgin« stehen bei Olivenöl für besonders gute Qualität hinsichtlich der Zusammensetzung und des Geschmacks.
- Insbesondere Öle mit hohem Gehalt an mehrfach ungesättigten Fettsäuren eignen sich nur für die kalte Küche (z. B. Walnuss- und Leinöl).
- Probieren Sie verschiedene Öl-Sorten aus, bis Sie diejenigen gefunden haben, die Ihrer Familie geschmacklich am besten zusagen.
- Wenn Sie statt reiner Butter Mischstreichfette verwenden, wählen Sie am besten solche mit Rapsöl. Für die Mischung mit wasserlöslichen Zusätzen (z. B. Joghurt) müssen Emulgatoren zugesetzt werden.
- Bevorzugen Sie Dünsten gegenüber Braten.
- Erhitzen Sie Öle/Fette nicht bis zum Rauchpunkt.
- Gute, beschichtete Pfannen sparen Fett.
- Wenn Sie braten, dann verwenden Sie Bratfett bzw. Öle, die explizit als Bratöl bzw. hocherhitzbar ausgewiesen sind. Diese haben einen besonders hohen Anteil der einfach ungesättigten Fettsäure Ölsäure und sind trotz Kaltpressung bis über 200° C erhitzbar bzw. es handelt sich um spezielle Pflanzenzüchtungen. Ob es unbedenklich ist, mit »normalem« Olivenöl zu braten, wird unterschiedlich bewertet.
- Wer mit Butter braten will: Besser Butterschmalz oder Ghee verwenden.
- Meiden Sie gehärtete Fette (Transfette!) und verzichten Sie auf das Frittieren.
- Wenn Sie Margarine zum Braten, Backen oder als Streichfett bevorzugen: Achten Sie auf Zusammensetzung und Inhaltsstoffe. Besser auf Raps- statt Sonnenblumenölbasis, Sorten mit Kokos- und Palmfett bzw. »Zusatz gehärteter Fette« vermeiden. Margarine hat übrigens genauso viel Fett wie Butter, Halbfettmargarine die Hälfte (diese eignet sich allerdings nicht zum Braten, auf Packungshinweise achten!).
- Denken Sie als Brotaufstrich über Erdnussbutter und Nussmuse als Alternative zu Nuss-Nugat-Creme nach.
- Viele fettreduzierte Produkte enthalten in der Regel statt Fett mehr Kohlenhydrate. Bei Frischkäse mit Doppelrahmstufe ist es sinnvoll, die weniger fette Variante mit Rahmstufe zu wählen. Auch fettarme Milch bzw. Joghurt enthalten weniger gesättigte Fettsäuren.
- Eine übermäßige Aufnahme weniger gesunder Fette können Sie auch dadurch vermeiden, dass Sie z. B. Kochsahne mit Milch oder Gemüsebrühe strecken bzw. pflanzliche Alternativen verwenden (siehe Kapitel »Pflanzliche Milchalternativen«, Seite 70).
- Achten Sie auf versteckte Fette, z. B. in Knabbersachen, süßen Teilchen u. Ä.

Kohlenhydrate

Kohlenhydrate sind ein wichtiger Energielieferant und werden für die Bildung zahlreicher Stoffe benötigt, die für Körperfunktion und -aufbau wichtig sind. Da die Speicherkapazitäten für Kohlenhydrate begrenzt sind, werden Überschüsse in Fett umgewandelt. Einer von vielen Gründen, warum es sich lohnt, sich mit dem Thema etwas genauer auseinanderzusetzen und die Art der Kohlenhydrate sorgfältiger zu wählen.

Bedarf und Bedarfsdeckung

Kohlenhydrate machen mit etwa 50 Prozent den Hauptanteil unserer Ernährung aus (außer bei speziellen Kostformen wie Low-Carb-Diäten). Für die zu den Kohlenhydraten gehörigen Ballaststoffe empfehlen die Fachgesellschaften für Jugendliche eine tägliche Zufuhr von etwa 10 g Ballaststoffen pro 1000 kcal, d. h. mindestens 20 bis 30 g/Tag. Für Erwachsene werden mindestens 30 g empfohlen. Eine gut zusammengestellte vegetarische Ernährung ist automatisch reich an langkettigen pflanzlichen Kohlenhydraten und an Ballaststoffen.

»Gute« und »schlechte« Kohlenhydrate

Es werden zwei Gruppen unterschieden: Zu den langkettigen Kohlenhydraten (Polysaccharide, »Mehrfachzucker«) gehören z. B. Stärke und Zellulose. Letztere zählt zu den Ballaststoffen. Die zweite Gruppe machen die kurzkettigen Kohlenhydrate aus. Dazu gehören die leicht löslichen Zucker (Mono- und Disaccharide oder Einfach- und Zweifachzucker) wie der einfache Haushaltszucker (Saccharose), Traubenzucker (Glukose) und Fruchtzucker (Fruktose).

Werden Kohlenhydrate gegessen, steigt der Blutzuckerspiegel an. Der Organismus antwortet darauf durch die Freigabe von Insulin aus der Bauchspeicheldrüse. Diese sogenannte »Insulinantwort« reguliert dann den Blutzuckerspiegel, indem sie dafür sorgt, dass Zucker als Energielieferant in die Körperzellen aufgenommen werden kann.

Langkettige Kohlenhydrate
Hinsichtlich ihres Abbaus und ihrer Verwertung im menschlichen Körper unterscheiden sich die beiden Kohlenhydratgruppen erheblich: Die langkettigen Kohlenhydrate müssen im Verdauungstrakt – angefangen im Mund – erst durch Enzyme in kleinere, verwertbare Bausteine aufgespalten werden. Sie führen daher zu einem gemächlichen Anstieg des Blutzuckerspiegels.

Ballaststoffe
Ballaststoffe liefern kaum Energie, können aber auch zu einem kleinen Teil aufgespalten und verwertbar gemacht werden. Dies geschieht mithilfe von nützlichen Darmbakterien, weshalb Ballaststoffe eine gesunde Darmflora fördern. Wie ungeheuer wichtig das Darm-Mikrobiom für unsere Gesundheit ist, wurde gerade in den letzten Jahren erforscht und erkannt. Diese unverdaulichen Faser- und Quellstoffe erhöhen zudem das Stuhlvolumen und wirken sich so ebenfalls positiv auf die Darmtätigkeit und damit -gesundheit aus. Wichtig ist es dabei, ausreichend zu trinken! Manche Ballaststoffe haben darüber hinaus einen günstigen Einfluss auf Blutfett- und Cholesterinwerte.

Kurzkettige Kohlenhydrate
Kurzkettige Kohlenhydrate wie Haushalts- und Traubenzucker kann der Körper dagegen schnell aufnehmen und verwerten. Dadurch kommt es zu einem viel rascheren Anstieg des Blutzuckerspiegels und zu einer ausgeprägteren Insulinantwort.

Nun ist mittlerweile gut belegt, dass es gesünder ist, starke Blutspiegelschwankungen zu vermeiden. Denn durch eine (zu) starke Insulinausschüttung gerät der Körper unter Umständen in einen Zustand der Unterzuckerung, was erneut Hungergefühl und Lust auf Süßes bzw. auf schnell verwertbare Kohlenhydrate auslösen kann. Abgesehen davon geht dieses Auf und Ab des Blutzuckers auch gern mit unnötigen Stimmungsschwankungen einher!

Regelmäßig hohe Insulinspiegel können darüber hinaus dazu führen, dass die Insulinempfindlichkeit (die »Insulinsensitivität«) abnimmt – ein Mechanismus, der u. a. für die Entwicklung eines Typ-II-Diabetes verantwortlich ist. Leider werden Einfachzucker, die zudem so gut wie keine Vitamine und Nährstoffe enthalten, von vielen Jugendlichen reichlich über Junkfood, Weißmehlprodukte, süße Backwaren und gesüßte Getränke (Seite 75) verzehrt.

Der glykämische Index (GI)
In Zusammenhang mit Kohlenhydraten ist Ihnen möglicherweise der Begriff »glykämischer Index« (GI) schon einmal begegnet, daher möchte ich kurz darauf eingehen. Mit dem GI wird versucht, die blutzuckersteigernde Wirkung von Kohlenhydraten bzw. den verschiedenen Lebensmitteln in Zahlen auszudrücken. Die blutzuckersteigernde Wirkung von 50 g Traubenzucker dient dabei als Referenzwert (GI = 100). Vereinfacht gesagt wird der Blutzuckeranstieg nach Zufuhr von 50 g Kohlenhydraten in Form des jeweils untersuchten Lebensmittels gemessen und mit diesem Referenzwert abgeglichen. Ein GI unter 55 gilt als niedrig, ab 70 als hoch.

Ein niedriger GI und damit auch Lebensmittelkombinationen, welche sich günstig auf den GI auswirken, wie z. B. die gleichzeitige Aufnahme von Ballaststoffen (Seite 48), werden aus ernährungsphysiologischer Sicht bevorzugt. Neben individuellen können weitere Faktoren den GI beeinflussen, z. B. die Verweildauer im Magen oder auch die Zubereitungsart (z. B. roh oder gekocht). Noch besser lässt sich die Blutzuckerwirksamkeit eines Lebensmittels oder einer Mahlzeit mit der »glykämischen Last« (GL) ausdrücken, bei welcher der GI mit dem Kohlenhydratanteil pro 100 mg eines Lebensmittels multipliziert wird.

Fruchtzucker
An dieser Stelle möchte ich auch ein paar Worte zum Fruchtzucker verlieren. Dieser wird insulinunabhängig verstoffwechselt und landet gleich in der Leber (dadurch hat er einen sehr niedrigen GI). Fruktose ist naturgemäß vor allem – allerdings in sehr unterschiedlichem Ausmaß – in Obst und Obstsäften enthalten. Sie wird aber zunehmend auch anderen Getränken (Seite 73) und Lebensmitteln zur Süßung zugesetzt, und auch Maissirup, Agavensaft u. Ä. enthalten viel Fruktose. In die Diskussion ist Fruktose geraten, weil sie für die Entstehung einer Fettleber mit verantwortlich gemacht wird, insbesondere bei gleichzeitig zu hoher Kalorienzufuhr und ungünstig zusammengestellter Ernährung. Bei einer ausgewogenen Ernährung und den empfohlenen Obstmengen (Seite 63) besteht jedoch kein Grund zur Besorgnis.

Praktische Tipps für den Alltag

- Eine vorwiegend pflanzliche und damit ballaststoffreiche Ernährung verlangsamt die Aufnahme von Kohlenhydraten, bremst den Blutzuckeranstieg nach den Mahlzeiten, verlängert das Sättigungsgefühl und sorgt für einen gesunden Darm.
- So wenig Zuckerhaltiges und so wenig Süßen wie möglich!
- Achten Sie auf »versteckten« Zucker in verarbeiteten und Fertigprodukten.

- Softdrinks sollten eine Ausnahme und nicht die Regel sein (siehe auch Kapitel »Getränke«, Seite 73).
- Nachtisch bzw. Süßes am besten direkt nach dem Essen verzehren, denn das verlangsamt die Aufnahme und reduziert den GI.
- Ballaststoffe sollten Teil jeder Mahlzeit sein. Vollkorngetreide, Weizen- und Haferkleie, manche Knäckebrotsorten, Trockenfrüchte, Beeren, Artischocken und Avocados sind besonders ballaststoffreich.

Vitamine, Mineralstoffe, Spurenelemente

Nährstoffe, die von der Durchschnittsbevölkerung bzw. bestimmten Altersgruppen in unzureichenden Mengen aufgenommen werden, werden als »kritische Nährstoffe« bezeichnet. Mit einer gut zusammengestellten Ernährung (d. h. reichlich pflanzliche Lebensmittel, bevorzugt Vollkornprodukte, gesunde Fette, keine bzw. wenig stark verarbeitete Fertigprodukte) sind Ovo-Lakto-Vegetarier mit vielen wichtigen Nahrungsinhaltsstoffen eher besser versorgt als die durchschnittliche Bevölkerung. Dazu zählen Folsäure, die Vitamine A (bzw. die Vorstufe Beta-Carotin), B_1, B_5, B_6, C, E, Biotin, die Mineralstoffe Magnesium, Kalium und Mangan sowie Ballaststoffe und sekundäre Pflanzenstoffe.

Insbesondere aufgrund des erhöhten Bedarfs im Wachstum muss bei vegetarisch lebenden Jugendlichen jedoch auf die Zufuhr bestimmter Nährstoffe besonders geachtet werden. Diese werden im Folgenden besprochen.

„Viele berühmte
kluge Menschen sind Vegetarier,
aber davon kann die Welt ein paar
mehr vertragen“

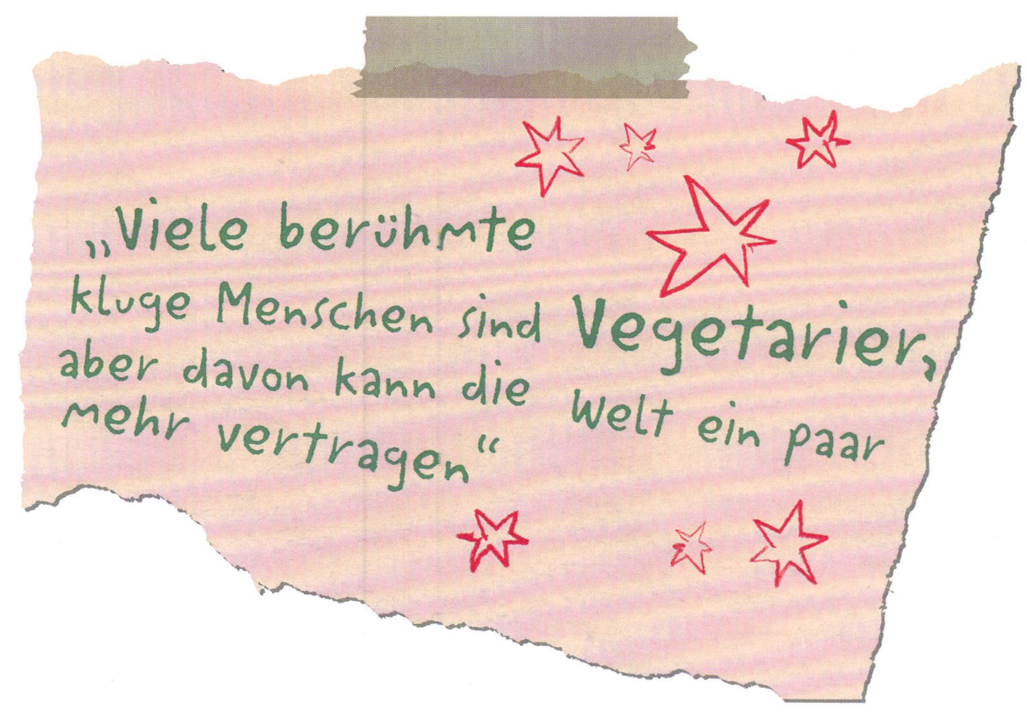

Zu den Vitaminen ist anzumerken, dass es wasserlösliche und fettlösliche Vitamine gibt. Wasserlösliche Vitamine kann der Körper nur kurze Zeit speichern. Sie können zudem durch »Wasserbehandlungen« der Nahrungsmittel wie Waschen, Wässern und Kochen verloren gehen. Bei manchen vitaminreichen Gemüsesorten lohnt es sich daher, das Kochwasser aufzufangen und z. B. für die Sauce oder für Suppen weiterzuverwenden (lesen Sie mehr im Kapitel »Gemüse und Obst«, Seite 63).

Fettlösliche Vitamine kann der Körper dagegen, z. B. in der Leber, relativ gut speichern – vorausgesetzt, die Zufuhr ist ausreichend. Die Eselsbrücke »EDEKA« steht dabei für die fettlöslichen Vitamine A, D, E und K. Für ihre Aufnahme wird Fett benötigt. Hier verweise ich auf das Kapitel »Fette und Öle« (Seite 42) und insbesondere auf die Bedeutung einer ausreichenden Zufuhr von Omega-3-Fettsäuren.

Steckbriefe der kritischsten Stoffe

In den nachfolgenden Steckbriefen gebe ich Ihnen einen orientierenden Überblick über die wichtigsten »kritischen« Vitamine, Mineralstoffe und Spurenelemente in der Ernährung Ihres sich vegetarisch ernährenden Teenagers. Dies sind in alphabetischer Reihenfolge Vitamin B_{12}, Vitamin D, Eisen, Jod, Kalzium, Selen und Zink. Auf die Aufführung weiterer B-Vitamine wie Vitamin B_2 verzichte ich, da der Bedarf bei Berücksichtigung aller anderen Tipps und einer ausgewogenen ovo-lakto-vegetarischen Ernährung mit abgedeckt wird.

Wie viel brauchen wir und wozu?
Aufgeführt werden ihre jeweiligen Funktionen im menschlichen Organismus und die für Jugendliche empfohlenen Tagesdosen. Zu den Referenz- bzw. Schätzwerten für die Nährstoffzufuhr möchte ich erneut darauf hinweisen, dass diese sich mit neuen wissenschaftlichen Erkenntnissen ändern können. Ich orientiere mich an den D-A-CH-Referenzwerten, die von den Gesellschaften für Ernährung in Deutschland (DGE), Österreich (ÖGE) und der Schweiz (SGE) gemeinsam herausgegeben werden, sowie an den Empfehlungen der Ernährungskommission der Deutschen Gesellschaft für Kinder- und Jugendmedizin (DGKJ). Andere Empfehlungen sind nur genannt, sofern sie erheblich davon abweichen (Stand 15.8.2020). Zum Vergleich sind auch die Referenzwerte für Erwachsene angegeben. Dabei werden keine Angaben zu Schwangeren und Stillenden gemacht, die häufig einen erhöhten Bedarf haben.

Worin sind sie enthalten?
Beispielhaft finden Sie Lebensmittel gelistet, in denen die jeweils beschriebenen Nährstoffe in relevanten Mengen enthalten sind. Auch hier gilt: Wie viel genau wo drin ist, ist schwierig anzugeben, da die Schwankungsbreite bei naturbelassenen Lebensmitteln erheblich sein kann und auch Herkunft (Bodenqualität), Lagerung, Verarbeitung bzw. Zubereitung Einfluss haben können. Hier seien diejenigen, die es genauer wissen wollen, erneut auf Tabellenwerke oder Kalkulationstools im Internet bzw. bei verarbeiteten Lebensmitteln auf die Herstellerangaben verwiesen.

Wie erkennt man einen Mangel?
Die Steckbriefe enthalten zudem Angaben zu möglichen klassischen Mangelerscheinungen. Diese sind meist nicht sehr spezifisch und daher nicht immer einfach und oft erst spät zu erkennen. Sie enthalten darüber hinaus Informationen, ob Laboruntersu-

chungen und eine ergänzende Einnahme (Supplementierung) sinnvoll sind, wobei es hierzu leider bislang keine offiziellen einheitlichen fachlichen Empfehlungen bei vegetarisch lebenden Jugendlichen gibt. Unsere Kinderärztin hält bei unauffälligen Ausgangswerten und normaler Entwicklung unserer Tochter eine jährliche Vorstellung und klinische Untersuchung und davon abhängig ggf. eine Blutuntersuchung für vernünftig. Möglichkeiten für einen Gesundheits-Check-up, die Erkennung eventueller Entwicklungsstörungen und Fragen zu gesundheitsförderlicher Ernährung bieten auch die Vorsorgeuntersuchungen für Kinder bzw. Jugendliche: die sogenannte J1 von 12 bis 14 Jahren, d. h. vom 12. Geburtstag bis zum vollendeten 15. Lebensjahr, und die J2 für Jugendliche im Alter von 16 bis 17 Jahren (da die J2 keine gesetzlich vorgeschriebene Krankenkassenleistung ist, wird sie nicht von allen Krankenkassen erstattet).

Vitamin B_{12}

Vitamin B_{12} zählt zu den für Vegetarier kritischen Nährstoffen, da es in einer für den Menschen verfügbaren Form fast ausschließlich in tierischen Lebensmitteln vorkommt.

Heißt auch Coenzym B_{12}, Cobalamin.

Wird vor allem gebraucht für zahlreiche Stoffwechselvorgänge, insbesondere des Nervensystems, der Blutbildung und Entgiftung sowie des Abbaus von Fettsäuren und für den Folatstoffwechsel.

Empfohlene Tagesdosis (Schätzwert): Die D-A-CH-Empfehlung für 10- bis 12-Jährige lautet 3,5 µg; ab 13 Jahren sind 4 µg empfohlen. Die DGKJ empfiehlt dagegen eine Spanne von 5 bis 25 µg. Begründung: D-A-CH-Empfehlungen reichen nur bei noch gefüllten Speichern aus. Andere nationale Fachgesellschaften (z. B. Italien) empfehlen 50 µg.

Kommt vor in
- Eiern,
- Milch und Milchprodukten,
- angereicherten Lebensmitteln.
- Enthalten zwar auch etwas Vitamin B_{12}, gelten aber wegen ihrer eingeschränkten Bioverfügbarkeit nicht als adäquate Quelle zur Bedarfsdeckung: Shiitake-Pilze (starke Schwankungen), Meeresalgen (z. B. Nori – Vorsicht, Jodgehalt, mehr dazu im Kapitel »Jod«, Seite 56) und fermentierte Lebensmittel (z. B. Sauerkraut).

Woran ist ein Mangel zu erkennen? Zu Beginn oftmals symptomlos, später Blutarmut (häufige Kombination mit Eisenmangel), Erschöpfung, Müdigkeit, Blässe, Kraftlosigkeit, Infektanfälligkeit, neurologische Störungen (z. B. Taubheit und Kribbeln in Händen und Füßen, Konzentrations- und Gedächtnisstörungen u. a.).

Sind Blutwertbestimmungen sinnvoll? Ungezielt nein; wenn Risikofaktoren für einen Mangel vorliegen, ja. Einige Experten und Expertinnen empfehlen nicht nur für Veganer, sondern auch für Ovo-Lakto-Vegetarier eine jährliche Kontrolle. Die Vitamin-B_{12}-Konzentration im Blut hat laut DGKJ keine diagnostische Bedeutung (hier gibt es jedoch unterschiedliche Haltungen), empfohlen wird die Bestimmung von Holo-Transcobalamin (HTC oder Holo-TC), welche früh die Entleerung der Speicher anzeigt, ggf. zusätzlich Bestimmung von Methylmalonsäure (MMA) in Blut bzw. Urin. Vitamin B_{12} ist lichtempfindlich.

Sollten zusätzlich Präparate eingenommen werden? Die Empfehlungen zu einer Vitamin-B_{12}-Supplemetierung sind international weder zur Indikation noch zur Dosierung einheitlich. In Italien beispielsweise wird sie nicht nur grundsätzlich für Veganer (hier sind sich alle absolut einig), sondern auch für Ovo-Lakto-Vegetarier empfohlen. Ein Zuviel an Vitamin B_{12} wird vom Körper ausgeschieden, das Vitamin kann daher eigentlich nicht überdosiert werden. Sehr hohe Dosierungen sollten dennoch grundsätzlich vermieden werden. Bei manchen Menschen werden dadurch z. B. Hautunreinheiten begünstigt. Ein Mangel kann dagegen erhebliche gesundheitliche Folgen haben. Daher empfehlen auch manche deutschen Experten und Expertinnen ausdrücklich eine zusätzliche Zufuhr bei ovo-lakto-vegetarischer Ernährung. Es gibt verschiedene Verabreichungsformen (Tropfen, Brause-, Lutsch- und andere Tabletten, Ampullen zur subkutanen Injektion, Zahnpasta). In Deutschland werden bislang nur wenige mit Vitamin B_{12} angereicherte Lebensmittel angeboten und Bio-Lebensmittel dürfen bislang nicht angereichert werden. Anders als z. B. Kanada setzt Deutschland bei der Lebensmittelanreicherung in der Regel statt auf flächendeckende auf die gezielte Versorgung potenziell unterversorgter Bevölkerungsgruppen.

Praktische Tipps für den Alltag:

- Zumindest wenn Zweifel an einer ausreichenden Vitamin-B_{12}-Zufuhr bestehen, sollte es supplementiert werden.
- Da der Körper immer nur eine bestimmte Menge Vitamin B_{12} aufnehmen kann, sollte die Einnahme idealerweise über den Tag verteilt werden. Meine Tochter und ich bekommen es leider noch nicht einmal gebacken, einmal täglich an eine Tablette zu denken. Deshalb sind wir auf Vitamin-B_{12}-haltige Zahncreme umgestiegen und das klappt bisher wunderbar.

Vitamin D

Vitamin D ist eigentlich kein richtiges Vitamin, da es der Mensch bei ausreichender Sonneneinstrahlung selbst in der Haut herstellen kann. Je geringer der Aufenthalt im Freien, je sonnenärmer die Region und je dunkler die Hautfarbe, desto höher ist das Risiko eines Mangels. Insbesondere aufgrund des starken Knochenwachstums ist Vitamin D in der Pubertät sehr wichtig.

Auf die Kombi kommt es an

Das Wechsel- und Zusammenspiel von Nährstoffen und auch der Einfluss des Lebensstils sind komplex und teilweise auch noch nicht hinreichend verstanden. Für die Knochengesundheit beispielsweise sind neben Kalzium und Vitamin D noch viele andere Mineralstoffe und vor allem auch eine ausreichende Bewegung unverzichtbar. Manche Nährstoffkombinationen führen zu einer (u. U. gegenseitigen) Hemmung der Aufnahme, andere fördern sie dagegen.

Für diejenigen Nährstoffe, bei denen das besonders bedeutsam ist, finden Sie entsprechende Angaben (alle Angaben ohne Anspruch auf Vollständigkeit). Wie gewohnt gebe ich abschließend praktische Tipps für den Alltag.

Heißt auch Vitamin D_3, Cholecalciferol (es gibt auch Vitamin D_2/Ergocalciferol). Die biologisch aktive Form ist das Dihydroxycholecalciferol bzw. Calcitriol.

Wird vor allem gebraucht für die Regulation des Kalzium- und Phosphathaushalts, die Kalziumaufnahme, den Knochenaufbau und -erhalt, das Immunsystem, die Insulinsekretion u. a.

Empfohlene Tagesdosis (Schätzwert) bei fehlender Eigensynthese: Die D-A-CH-Empfehlung lautet 20 µg bzw. 800 IE (dies wird von manchen Experten und Expertinnen als zu gering eingestuft). Da eine Überdosierung u. a. zu Nierensteinen führen kann, hat die Europäische Behörde für Lebensmittelsicherheit (EFSA) die sichere Höchstmenge für Jugendliche und Erwachsene auf 100 µg bzw. 4000 IE pro Tag festgelegt.

Kommt in keinem Lebensmittel in besonders großen Mengen vor, aber zu finden in

- Avocados,
- Pilzen (Steinpilzen, Champignons, Pfifferlingen),
- Eiern,
- Hart- und Schnittkäse (z. B. Emmentaler, Greyerzer),
- Butter (Gehalt ist wegen der Vitamin-D-Produktion der Kühe im Sommer höher),
- mit Vitamin D angereicherter Margarine,
- Leinsamen.

Woran ist ein Mangel zu erkennen? Verringertes Wachstum, unzureichende Skelettmineralisation, Infektanfälligkeit, Depressionen u. a.

Sind Blutwertbestimmungen sinnvoll? Ungezielt nein; wenn Risikofaktoren für einen Mangel vorliegen, ja. Die Ernährungskommission der DGKJ vermisst fehlende Standards und empfiehlt die Vitamin-D-(25-Hydroxycholecalciferol oder Calcidiol)-Bestimmung mit der HPLC- oder der LC/MS-Methode (nicht mittels ELISA). Vitamin D ist labil gegenüber Licht, daher sind auch hier die Laboranforderungen gut zu beachten.

Sollten zusätzlich Präparate eingenommen werden? Insbesondere in den Wintermonaten und bei »Grottenmolchen« (so nennt mein Mann unsere Kinder, wenn sie zu viel zu Hause herumhängen bzw. an der Couch kleben) findet sich – nicht nur bei Jugendlichen – häufig ein Vitamin-D-Mangel. Wenn Zweifel an einer ausreichenden Eigensynthese bestehen oder ein Vitamin-D-Mangel belegt ist, sollte eine Supplementierung erfolgen – zumindest in der dunklen Jahreszeit, sonst gilt »Raus mit euch!«. Da es keine einheitlichen Dosierungsempfehlungen gibt, muss individuell nach ärztlicher Rücksprache dosiert werden, eine Überdosierung wegen Speicherung im Fettgewebe ist möglich.

Praktische Tipps für den Alltag:

- Wenn Ihr Teenager sich nicht ausreichend im Freien aufhält oder ein Vitamin-D-Mangel belegt ist, sollte Vitamin D supplementiert werden (Dosierung nach ärztlicher Rücksprache).
- Im Handel sind mittlerweile Champignons erhältlich, die durch UV-Bestrahlung mehr Vitamin D enthalten.

Eisen

Insbesondere bei Mädchen sollte wegen des Verlusts mit Einsetzen der monatlichen Blutung auf eine ausreichende Eisen-Zufuhr geachtet werden.

Unterschieden wird in Hämeisen (sogenanntes zweiwertiges Eisen, Fe^{2+}), das nur in Fleisch und Fisch enthalten ist, und in Nicht-Hämeisen (dreiwertiges Eisen, Fe^{3+}), das in anderen Lebensmitteln vorkommt und daher auch nur in dieser Form in der ovo-lakto-vegetarischen Kost. Nicht-Hämeisen ist für den Körper schlechter verwertbar.

Wird vor allem gebraucht für den Sauerstofftransport im Blut, das Immunsystem, die Muskel- und Hirnentwicklung, die Lern- und Leistungsfähigkeit, die Entwicklung sozialer und emotionaler Fähigkeiten u. v. m.

Empfohlene Tagesdosis: 12 mg für Jungen und 15 mg für Mädchen (10- bis 18-Jährige). Zum Vergleich: Erwachsene 10 mg, für menstruierende Frauen 15 mg. Der Organismus kann die Aufnahme in Abhängigkeit vom Eisenspeicher regulieren. In manchen Ländern wird Vegetariern eine höhere Eisenzufuhr als Omnivoren empfohlen.

Besonders reich sind

- Hülsenfrüchte (insbesondere »Sojafleisch«, Linsen, Mungobohnen, Sojabohnen und Tofu, Kichererbsen, Erbsen),
- Ölsamen (Kürbis- und Sonnenblumenkerne, Hanf-, Sesam-, Mohn- und Leinsamen),
- Getreide (Haferflocken, Weizenkleie, Vollkornbrot),
- Pseudogetreide (Amaranth, Quinoa) sowie Hirse,
- Trockenfrüchte (vor allem Pfirsiche, Aprikosen, Feigen, aber auch Bananen, Pflaumen und Datteln),
- Nüsse (Pistazien, Mandeln und Haselnüsse),
- Gemüse, vor allem grünes Blattgemüse (Spinat, Brennnesseln, Portulak, Löwenzahn, Mangold, Grünkohl, Rucola; Fenchel und Feldsalat; Topinambur und Schwarzwurzeln),
- Kräuter (Basilikum, Kresse und Petersilie).

Woran ist ein Mangel zu erkennen? Insbesondere durch die Blutarmut (Anämie) bedingte Blässe, Müdigkeit und Erschöpfung, Schwindel, Kopfschmerzen, Appetitlosigkeit, Infektanfälligkeit, kalte Hände und Füße, brüchige Nägel, Haarausfall, eingerissene Mundwinkel, spröde Lippen, Wundheilungs-, Konzentrations-, Schlafstörungen u. a.

Sind Blutwertbestimmungen sinnvoll? Bei Verdacht auf Versorgungsprobleme und Eisenmangel werden in der Regel Serum-Ferritin (gibt Auskunft über den Eisenspeicher) und Hämoglobin (Hb; ist erst erniedrigt, wenn die Eisenspeicher aufgebraucht sind) bestimmt.

Sollten zusätzlich Präparate eingenommen werden? Je nach Ausmaß der Anämie kann eine zeitweise Einnahme von geeigneten Eisenpräparaten sinnvoll sein. Angaben zur korrekten Einnahme beachten, Überdosierungen sind möglich, da der Körper keine Ausscheidungsmechanismen hat (neuerdings werden, zumindest bei Erwachsenen, eher niedrige Eisenspiegel als gesundheitsfördernd eingestuft). Langfristiges Ziel sollte die Verbesserung der Zufuhr über die Nahrung sein. Eine vorbeugende (prophylaktische) Einnahme wird nicht empfohlen.

Aufnahme gefördert durch: Vermutlich kann der Körper bei Ernährungsumstellung Aufnahme und Verlust im Darm an den Eisenbedarf anpassen. Durch schlaue Kombinationen lässt sich die Aufnahme von Nicht-Hämeisen z. T. erheblich steigern (Umwandlung von Fe^{3+} in Fe^{2+}). Am bedeutsamsten sind hier Vitamin C (z. B. Orangensaft), Beta-Carotin

(Möhren, Süßkartoffeln, Grünkohl, Petersilie, Rucola, Aprikosen und Zuckermelonen), organische Säuren wie Zitronensäure (Zitrusfrüchte), Apfelsäure und Milchsäure (in fermentierten Lebensmitteln), grundsätzlich saure Lebensmittel (niedriger pH-Wert), schwefelhaltige Substanzen in Zwiebelgewächsen (Lauch, Schnittlauch, Knoblauch und alle Arten von Zwiebeln).

Negativer Einfluss auf Aufnahme/gesteigerte Ausscheidung durch phytat-/phytinsäurereiche Lebensmittel (Hülsenfrüchte, Vollkorngetreide). Durch Einweichen (Hülsenfrüchte, Einweichwasser verwerfen!), Keimung, Mahlen oder Fermentierung (Sauerteigbrot) lässt sich Phytinsäure reduzieren; Phosphat (z. B. in Schmelzkäse, Fertigprodukten, Cola-/Limo-Getränke); Polyphenole (vor allem in Traubensaft, Kaffee, Kakao, Schwarz- und Grüntee sowie anderen Teesorten, daher werden 1 bis 2 Stunden Abstand zu einer eisenreichen Mahlzeit empfohlen, also besser zwischen als zu den Mahlzeiten trinken); Soja-, Milch- und Eiprotein; kalziumreiche Lebensmittel wie Milch- und Milchprodukte; auch eine hohe ergänzende Zufuhr von Kalzium und Zink z. B. über Multivitaminpräparate; möglicherweise und nur mit geringem Einfluss: Oxalat (enthalten z. B. in Rhabarber, Spinat, Mangold, Kakao).

Praktische Tipps für den Alltag:

- Reichen Sie idealerweise zu jeder Mahlzeit auch etwas Vitamin-C-Haltiges, z. B. Paprikasticks mit Dip oder Paprika an den Salat, in den Linseneintopf oder zum Vollkornbrot.
- Zitronensaft und frische Kräuter ans Salatdressing,
- Obst als Nachtisch,
- ein Glas Orangensaft zum Müsli oder Porridge.
- Packen Sie in die Pausenbrotbox immer ein paar Trockenfrüchte (Aprikosen, Feigen).
- Greifen Sie zu Brot, das mit Sauerteig zubereitet wurde.
- Achten Sie darauf, dass der Speiseplan regelmäßig Nüsse und Samen, Hülsenfrüchte und dunkles Blattgemüse enthält.
- Relevante Mengen an Eisen enthalten z. B. frisches Basilikumpesto oder Tabouleh, ein Petersiliensalat (Seite 122; Petersilie ist zudem sehr Vitamin-C-haltig).

Jod

Da Vegetarier keinen Fisch essen, nehmen sie in der Regel noch weniger des Spurenelements Jod auf als die übrige Bevölkerung (in Bezug auf den Jodgehalt im Boden ist Deutschland ein Jodmangelland und die Versorgung ist noch nicht optimal).

Wird vor allem gebraucht für zahlreiche Stoffwechselprozesse, da Jod Bestandteil der Schilddrüsenhormone ist. Zu wenig Jod kann ebenso schaden wie zu viel Jod.

Empfohlene Tagesdosis: D-A empfehlen für 10- bis 12-Jährige 180 µg, ab 13 Jahren 200 µg (Erwachsene ab 51 Jahren 180 µg), CH empfiehlt (wegen besserer Versorgungslage der Bevölkerung durch lang bestehendes Jodsalzprogramm) für 10- bis 12-Jährige 120 µg, ab 13 Jahre 150 µg. Da eine Überdosierung negative gesundheitliche Auswirkungen haben kann, gibt es Höchstgrenzen (nach Bundesinstitut für Risikobewertung 11 bis 14 Jahre 450 µg, ab 15 Jahre 500 µg).

Kommt vor in

- jodiertem Speisesalz (mit Aufnahme der empfohlenen max. 5 bis 6 g Salz pro Tag beträgt die Zufuhr bei einem Jodgehalt von 15 bis 25 mg/kg Salz etwa 100 bis 120 µg); Achtung: Meersalz enthält nicht automatisch auch relevante Mengen an Jod! Achten Sie daher auf die Angaben auf der Verpackung;

- mit Jodsalz zubereiteten Lebensmitteln (z. B. Brot und Käse),
- Meeresalgen (z. B. Norialgen), Achtung: Der Jodgehalt von Algen kann sehr variabel sein, daher nur Präparate mit definiertem Jodgehalt < 20 mg/kg getrocknete Alge verwenden,
- in geringen Mengen in Milchprodukten und Eiern (in Abhängigkeit von der Zufütterung der Tiere), Champignons, Möhren, Brokkoli, Spinat, Feldsalat, Grünkohl.

Woran ist ein Mangel zu erkennen? Kropf (Struma) als Folge eines kompensatorischen Größenwachstums der Schilddrüse, Konzentrationsschwäche (schlechte Schulleistungen), Müdigkeit, Antriebsschwäche, Kälteempfindlichkeit, trockene Haut, Zyklusstörungen u. a.

Sind Blutwertbestimmungen sinnvoll? Bei Verdacht auf Jodmangel bzw. zum Ausschluss von Schilddrüsenfunktionsstörungen Bestimmung der Schilddrüsenwerte.

Sollten zusätzlich Präparate eingenommen werden? Unter Umständen, z. B. wenn keine zusätzlichen Jodquellen genutzt werden bzw. nach ärztlicher Anweisung bei Schilddrüsenunterfunktion. Der Jodgehalt von Algen ist unberechenbar und es kann zu einer überhöhten Zufuhr kommen.

Negativer Einfluss auf Aufnahme/gesteigerte Ausscheidung durch: Soja und (theoretisch) Kreuzblütler können eine sogenannte strumigene (kropffördernde) Wirkung haben, die aber bei ausreichender Jodzufuhr keine Bedeutung hat. Trinkwasser mit hohem Härtegrad und Nitratgehalt.

Mangelversorgung vermeiden

- Eine ausgewogene und abwechslungsreiche ovo-lakto-vegetarische Ernährung in Kombination mit einem gesunden Lebensstil (Sport, Aufenthalt im Freien) kann alle notwendigen Nährstoffe in ausreichenden Mengen liefern. Bei vegetarisch lebenden Jugendlichen ist jedoch auf eine ausreichende Zufuhr insbesondere von Eisen, Vitamin D, Vitamin B_{12}, Selen, Jod und Omega-3-Fettsäuren zu achten.
- Informieren Sie den behandelnden Arzt bzw. die Ärztin darüber, dass Ihr Kind sich neuerdings vegetarisch ernährt, und lassen Sie sich zu den Labor- und Kontrolluntersuchungen beraten, welche für die frühzeitige Erkennung möglicher Versorgungsprobleme erforderlich sind.
- Im Fall eines nachgewiesenen Mangels bzw. eines bestehenden (potenziellen) Versorgungsproblems sollte supplementiert werden – nicht nach dem Gießkannenprinzip, sondern gezielt und bedarfsgerecht mit geeigneten und korrekt dosierten Supplementen.
- Manche Experten empfehlen bei vegetarischer Ernährung grundsätzlich die Supplementierung mit Vitamin B_{12}.
- Je nach Krankenversicherung müssen Sie mit Kosten für Tests und Supplemente rechnen.

Praktische Tipps für den Alltag:

- Verwenden Sie im Haushalt jodiertes (und ggf. fluoriertes, siehe Seite 81) Speisesalz.
- Alternativ können Sie Algen mit definiertem Jodgehalt einsetzen, z. B. als Presslinge oder in Flockenform über Suppen, Salate oder aufs Brot (bei einem Jodgehalt von 15 mg/kg enthält 1 gehäufter TL, entspricht ca. 1 g, dann also 150 µg Jod).

Kalzium

Aufgrund des intensiven Knochenwachstums in der Pubertät ist eine ausreichende Zufuhr sehr wichtig.

Heißt auch Calcium, Ca.

Wird vor allem gebraucht für Aufbau und Stabilität von Knochen und Zähnen, die Blutgerinnung, die Übermittlung von Signalen in der Zelle und von Reizen im Nervensystem (z. B. Hören, Sehen, Berührungen der Haut) und in der Muskulatur, aktiviert Hormone und Enzyme u. a.

Empfohlene Tagesdosis: 1100 mg für 10- bis 12-Jährige, 1200 mg für 13- bis 18-Jährige (zum Vergleich: Erwachsene 1000 mg).

Besonders reich sind

- Hart- und Schnittkäse (z. B. Bergkäse, Emmentaler, Parmesan; grob gesagt: je härter der Käse desto mehr Kalzium),
- Weichkäse (z. B. Camembert, Mozzarella, Feta und vor allem auch Halloumi) sind aber auch ganz gute Kalziumlieferanten,
- kalziumreiche Samen (v. a. Sesam-, Chia- und Mohnsamen) und Nüsse (v. a. Mandeln und Haselnüsse, aber auch Pistazien und Paranüsse) oder entsprechendes Mus (z. B. Tahin, Mandelmus),
- das Pseudogetreide Amaranth,
- grüne oxalatarme Gemüsesorten (Grünkohl, Rucola, Spinat, Brokkoli),
- Brennnesseln und Brennnesselsamen (enthalten auch viel Vitamin C),
- Kräuter (Basilikum, Petersilie und Kresse),
- Sojabohnen (insbesondere »Sojafleisch«),
- Tofu (abhängig von der Herstellungsart),
- Kuhmilch (100 ml enthalten 120 mg!),
- Milchprodukte (unabhängig vom Fettgehalt; Quark enthält allerdings nur wenig),
- kalziumreiches Mineralwasser (definiert ab 150 mg/l; es gibt Mineralwasser mit > 400 mg/l, die Kalziumresorption aus Mineralwasser sowie aus angereichertem Fruchtsaft oder Sojamilch ist genauso gut wie bei Milch. Bei Mineralwasser auf geringen Natriumgehalt < 20 mg/l achten!),
- mit Kalzium angereicherte Pflanzendrinks und Sojajoghurt (wird durch Zusatz von Rotalge bzw. Lithothamniumpulver erreicht),
- Hagebutten und Trockenfrüchte (Feigen, Aprikosen und Datteln).

Woran ist ein Mangel zu erkennen? U. a. brüchige Nägel, Haarausfall, Muskelkrämpfe; leider erst (zu) spät: verminderte Knochenmineraldichte bzw. Osteoporose im höheren Lebensalter.

Sind Blutwertbestimmungen sinnvoll? Nein, da der Körper den Kalziumspiegel konstant hält.

Sollten zusätzlich Präparate eingenommen werden? In der Regel nicht notwendig.

Aufnahme gefördert durch Vitamin D, fermentierte Lebensmittel (Sauerkraut, Joghurt), Zitronensäure (z. B. Zitrusfrüchte, Paprika), Weinsäure (Trauben und Rosinen), Apfelsäure (z. B. Äpfel, Kirschen, Aprikosen),

Milchzucker, Vitamin C (z. B. in roten Paprikaschoten, Orangensaft, Zitrusfrüchten).

Negativer Einfluss auf Aufnahme/gesteigerte Ausscheidung durch Phytin- und Oxalsäure. Das ist jedoch nur bei Veganern aufgrund der geringeren Kalziumzufuhr relevant.

Praktische Tipps für den Alltag: Der Tagesbedarf an Kalzium wäre zum Beispiel gedeckt, wenn Ihr Teenager an einem Tag in etwa Folgendes verzehrt:

- 1 Schale Müsli mit Milch, Ca-angereichertem Pflanzendrink (z. B. Haferdrink) oder Naturjoghurt zum Frühstück,
- 1 Pausenbrot mit 1 Scheibe Käse,
- 1 Tofu-Mahlzeit,
- 1 Portion Spinat oder Rucolasalat zum Mittagessen,
- 1 Glas Buttermilch/Kefir und/oder eine Handvoll Nüsse zwischendurch,
- zum Abendessen Vollkornbrote mit (Frisch-)Käse und Linsen- oder Kichererbsenaufstrich
- über den Tag verteilt 4 Gläser kalziumreiches Mineralwasser (mind. 150 mg/l).

Und: Raus aus der Bude und bewegen!

Sie sehen, es gibt große Überlappungen mit den Tipps für proteinreiche Ernährung (Seite 40)!

Selen

Da in Deutschland die Böden und daher die meisten pflanzlichen Lebensmittel eher arm an Selen sind, ist auf eine ausreichende Zufuhr zu achten.

Wird vor allem gebraucht für die Schilddrüsenfunktion, die Immunabwehr, die Spermienproduktion u. a.

Empfohlene Tagesdosis (Schätzwert): Für 10- bis 12-Jährige gelten 45 µg, für 13- bis 14-Jährige 60 µg und ab 15 Jahren 60 µg für Mädchen bzw. 70 µg für Jungen. Eine Überdosierung (durch nicht vorschriftsmäßige Einnahme von Nahrungsergänzungsmitteln) ist möglich, daher gibt die Europäische Behörde für Lebensmittelsicherheit altersabhängige Höchstdosen an (für Erwachsene 300 µg).

Besonders reich sind

- Paranüsse (1 Paranuss kann schon den Tagesbedarf decken oder sogar übersteigen, jedoch große Variabilität),
- Cashewkerne,
- Steinpilze,
- Leinsamen,
- Hart- und Schnittkäse (z. B. Emmentaler und Gouda),
- Eier.

Woran ist ein Mangel zu erkennen? Müdigkeit, Infektanfälligkeit, weiße Flecken auf den Nägeln, dünne Haare u. a.

Sind Blutwertbestimmungen sinnvoll? In der Regel nicht erforderlich.

Sollten zusätzlich Präparate eingenommen werden? In der Regel nicht erforderlich.

Praktische Tipps für den Alltag:

- Integrieren Sie bewusst selenhaltige Lebensmittel in den Speiseplan und geben Sie gelegentlich 1 bis 2 Paranüsse in den Smoothie oder in die Nussmischung.

Zink

Aufgrund des Wachstums und (bei Jungen) der Testosteronproduktion in der Pubertät ist eine regelmäßige und ausreichende Zufuhr sehr wichtig, insbesondere da Fleischprodukte als relevante Zinkquelle wegfallen und Zink nicht in größeren Mengen gespeichert werden kann.

Wird vor allem gebraucht für viele lebenswichtige Stoffwechselvorgänge, als Bestandteil zahlreicher Proteine, Enzymaktivator, für Insulinspeicherung, Immunabwehr, Wundheilung, Spermienproduktion, Sehvermögen, Haut und Haar.

Empfohlene Tagesdosis: Für Mädchen von 10 bis 12 Jahren gelten 8 mg, von 13 bis 14 Jahren 10 mg und von 15 bis 18 Jahren 11 mg. Für Jungen entsprechenden Alters jeweils 9 mg, 12 mg bzw. 14 mg (Erwachsene in Abhängigkeit von der Phytatzufuhr: Frauen 7 bis 10 mg und Männer 11 bis 16 mg). Eine Überdosierung ist möglich, daher gibt die Europäische Behörde für Lebensmittelsicherheit altersabhängige Höchstdosen an (für Erwachsene 25 mg).

Besonders reich sind
- Ölsamen (z. B. Sesam, Kürbiskerne, Mohnsamen, Sonnenblumenkerne, Leinsamen),
- Vollkornprodukte,
- Haferflocken,
- Nüsse (vor allem Erdnüsse, Walnüsse und Chashewkerne; auch Nussmuse),
- Hart- und Schnittkäse (z. B. Emmentaler, Edamer, Greyerzer, Bergkäse, Appenzeller, Gouda, Butterkäse, auch Camembert),
- Hülsenfrüchte (vor allem Linsen, Kichererbsen, Erbsen, fermentierte Sojaprodukte wie Tempeh),
- Eier.

Woran ist ein Mangel zu erkennen? Verringertes Wachstum, Wundheilungsstörungen, Hautveränderungen, Haarausfall, Sehstörungen, Appetitlosigkeit, Immunschwäche u. a.

Sind Blutwertbestimmungen sinnvoll? Zink befindet sich größtenteils in Körpergewebe, daher sind Bluttests nur begrenzt hilfreich (im Vollblut, nicht im Serum).

Sollten zusätzlich Präparate eingenommen werden? In der Regel nicht, der Bedarf kann über eine ausgewogene Ernährung gedeckt werden; Supplementierung nach ärztlicher Rücksprache und unter Einhaltung der Dosierungsempfehlungen (Überdosierung ist möglich).

Aufnahme gefördert durch (tierisches) Protein, Zitronen-, Apfel- und Milchsäure (allerdings anders als bei Eisen nicht durch Vitamin C), Zwiebeln und Knoblauch.

Negativer Einfluss auf Aufnahme/gesteigerte Ausscheidung durch Phytate, Polyphenole in Kaffee, Tee und Kakao (siehe Anmerkungen bei »Eisen«, Seite 54), Eisenpräparate.

Praktische Tipps für den Alltag:
- Wenn Sie alle vorherigen Tipps für die anderen kritischen Nährstoffe beherzigen, ist auch eine ausreichende Zinkzufuhr gesichert!

Sind Nahrungsergänzungsmittel sinnvoll?

Laut den Erhebungen des Robert Koch-Instituts nimmt eine relevante Zahl der Kinder und Jugendlichen in Deutschland – insbesondere die vegetarisch ernährten mit fast 30 Prozent – Multivitamin- und Mineralstoffpräparate ein. Besonders beliebt sind Magnesium und Vitamin C. Anders als rezeptfreie Arzneimittel zählen Nahrungsergänzungsmittel als Lebensmittel und unterliegen weniger strengen Regularien, z. B. was Höchst- und Mindestmengen anbelangt.

Kombipräparate

In den letzten Jahren haben Stiftung Warentest und Ökotest zahlreiche Produkte genauer unter die Lupe genommen, die es u. a. in Drogerie- und Supermärkten, Reformhäusern, Apotheken und im Internet zu kaufen gibt. Dabei zeigte sich, dass Kombinationspräparate häufig ungünstig zusammengesetzt waren. Wie in den vorherigen Abschnitten ausgeführt, können sich Nährstoffe in ihrer Resorption gegenseitig behindern, z. B. wird die Eisenaufnahme durch die exzessive Zufuhr anderer Metallionen wie Kalzium und Zink behindert. Darüber hinaus fanden sich in Multivitaminpräparaten häufig zu hohe Dosierungen und es waren Vitamine und Mineralstoffe beigefügt (wie Zink, Kupfer, Mangan), bei denen nach Einschätzung des Bundesamts für Risikobewertung die mit der Nahrung aufgenommene Menge als bedarfsdeckend gilt oder bei denen eine erhöhte Zufuhr sogar mit gesundheitlichen Risiken verbunden ist.

Ist es überhaupt nötig?

Die Experten sind sich einig, dass eine vorbeugende, d. h. prophylaktische Gabe von Vitamin- und Mineralstoff-Kombinationspräparaten nicht sinnvoll ist. »Viel hilft viel« trifft hier nicht zu, sondern kann unter Umständen sogar mehr schaden als nutzen.

Nach Einschätzung der DGE kann mit einer ovo-lakto-vegetarischen Ernährung der Energie- und Nährstoffbedarf von Kindern und Jugendlichen gedeckt werden, unter der Voraussetzung, dass die Ernährung ausgewogen und abwechslungsreich ist. Vorteilhaft ist, dass Jugendliche aufgrund ihres Wachstums und ihrer körperlichen Aktivität mengenmäßig einiges verzehren (müssen) – was die gelegentlich heuschreckenartigen Überfälle auf den Kühlschrank belegen.

Und was ist sinnvoll, wenn es nötig ist?

Was aber, wenn Ihr Nachwuchs zur wählerischen Sorte gehört oder gar zum Puddingvegetarismus tendiert? Was, wenn trotz all Ihrer Bemühungen seine Ernährung alles andere als »gut zusammengestellt« ist, es vielleicht noch nie war und daher auch die Vitamin- und Mineralstoffspeicher nicht gefüllt sind? In diesem Fall sollten Sie sich intensiver Gedanken über eine gezielte und ergänzende Nährstoffzufuhr (Supplementierung) machen. Wie bereits erwähnt, gibt es jedoch bislang keine offiziellen einheitlichen fachlichen Empfehlungen zu Labor-/Kontrolluntersuchungen und Supplementierung bei vegetarisch lebenden Jugendlichen.
Sie sollten sich daher diesbezüglich eng mit dem/der behandelnden Kinder- und Jugendarzt/-ärztin abstimmen.

Zu den (potenziell) kritischen Nährstoffen, bei denen es durchaus zu einer Unterversorgung kommen kann, zählen bei vegetarisch lebenden Jugendlichen insbesondere Eisen, Vitamin D, Vitamin B_{12}, Selen und Jod. Die D-A-CH-Referenz- und Schätzwerte, eventuelle Höchstmengen und Hinweise zu Supplementierungen finden Sie in den jeweiligen Steckbriefen in den vorherigen Abschnitten.

Auf die Möglichkeiten einer zusätzlichen Zufuhr von Omega-3-Fettsäuren durch angereicherte Fette und Öle oder andere angereicherte Lebensmittel habe ich bereits in Kapitel »Fette und Öle« (Seite 43) hingewiesen. Falls Sie hier zu ergänzenden Präparaten greifen, achten Sie darauf, dass die Omega-3-Fettsäuren aus Algen und nicht aus Fischöl stammen. Es gibt auch Supplemente aus Mikroalgen (z. B. aus *Schizochytrium* sp. und *Ulkenia* sp.), die für eine optimale Aufnahme zusammen mit einer fettreichen Mahlzeit eingenommen werden sollten.

Bunte Vielfalt: die Lebensmittelgruppen

Wenn Sie das ganze Lebensmittelspektrum auf den Tisch bringen, ist eine ovo-lakto-vegetarische Ernährung vielseitig, gesund und lecker!

Um sicherzustellen, dass Ihr Teenager alle lebensnotwendigen Nährstoffe in ausreichender Menge erhält, sollten Sie alle Lebensmittelgruppen nutzen. Dazu gehören:

- Gemüse (gekocht und roh, inklusive Gemüsesaft),
- Obst (inklusive Trockenobst und Obstsaft),
- Getreide und Kartoffeln,
- Nüsse und Samen,
- Hülsenfrüchte, Sojaprodukte und andere Proteinquellen,
- Fette und Öle (Seite 42),
- Milch und Milchprodukte (Käse, Joghurt, Kefir, Quark etc.),
- Eier,
- Getränke (Wasser und ungesüßter Tee).

Die empfohlene Ernährungsweise ähnelt dabei in vielen Dingen den Empfehlungen der modernen Vollwert-Ernährung: reichlich pflanzliche, qualitativ hochwertige Lebensmittel, Vollkornprodukte, weniger bzw. gesunde Fette und der Verzicht auf stark verarbeitete Fertigprodukte.

Grundsätzlich sollten saisonale, regional angebaute, frische, unbehandelte und möglichst wenig verarbeitete Lebensmittel, idealerweise aus ökologischer Landwirtschaft, bevorzugt werden. Kennzeichnungen können im Lebensmitteldschungel Orientierung geben, neben den bekannten Bio-Labeln für ökologische landwirtschaftliche Erzeugnisse helfen hier auch Label, die spezifisch vegetarische (bzw. vegane) Lebensmittel auszeichnen. In Deutschland am bekanntesten ist das auf Seite 63 abgebildete V-Label. Es wurde als international geschützte Marke von der Europäischen Vegetarier-Union entwickelt, einer Dachorganisation für Vegetarier-Vereine und -Gruppen in Europa. Mithilfe des vegetarischen bzw. veganen Labels lassen sich vegetarische und rein pflanzliche Produkte, z. B. auf Lebensmittelverpackungen, schnell und eindeutig erkennen.

Im Folgenden gehe ich kurz auf die einzelnen Lebensmittelgruppen ein und erwähne Aspekte, die Sie meiner Meinung nach wissen sollten. Das Thema Fette und Öle ist bereits umfassend im entsprechenden Kapitel (Seite 42) abgehandelt.

Gemüse und Obst

Studien belegen, dass der Gemüse- und Obstverzehr in Deutschland auch bei Jugendlichen suboptimal ist und sich auch in den letzten Jahren nicht wesentlich verbessert hat. Die Kampagne »5 am Tag« will dem entgegenwirken. Sie wurde bereits in den 1990er-Jahren in den USA initiiert. Ziel war es ursprünglich, durch einen gesteigerten Gemüse- und Obstverzehr Krebserkrankungen vorzubeugen. Seither haben sich weltweit viele Länder dieser Kampagne angeschlossen, darunter auch Deutschland über den Verein »5 am Tag e.V.«. Die Kernbotschaft lautet: Iss täglich 3 Portionen Gemüse und 2 Portionen Obst – wobei es insbesondere bei Gemüse gern auch mehr sein darf.

Wie viel ist eine Portion?

Stellt sich die Frage, wie viel denn nun eine Portion ist? Zur Orientierung dient eine »Handvoll« aus der eigenen Hand, denn deren Größe korreliert in der Regel gut mit den Körperausmaßen und daher mit den individuellen Nährstoffbedarfen. Während sich ein Apfel, eine kleine Banane oder ein kleiner Kohlrabi leicht als »Portion« identifizieren lassen, gibt der Verein »5 am Tag« auf seiner Webseite für Tiefkühl- und klein geschnittenes Gemüse 2 Hände und beispielsweise für Tomaten 3 Stück als Portions-Äquivalent an. Als Gewichtsangabe zur Portionsbemessung werden für Erwachsene insgesamt 650 g pro Tag genannt, z. B. in Form von 200 g gegartem Gemüse und 200 g Rohkost/Salat sowie 250 g Obst.

Das vegetarische und das vegane Label

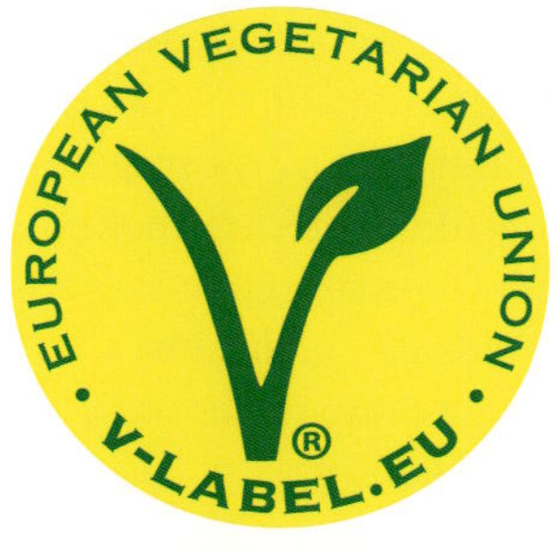

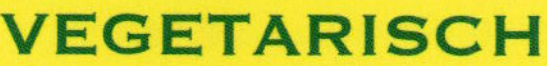

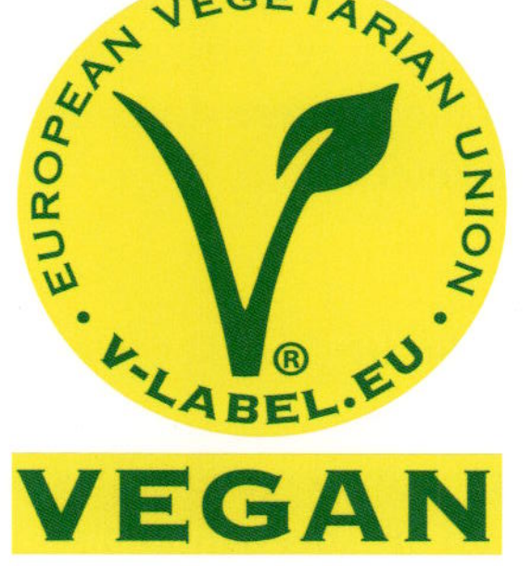

Zusätzlich zur eigenen Hand sollten Sie und Ihr Teenager einfach den gesunden Menschenverstand zu Hilfe nehmen: Dass z. B. ein großes Salatblatt – auch wenn es zusammengeknüllt eine Hand ausfüllt –, 3 Erdbeeren oder 1 Baby-Möhre nicht als echte Portion durchgehen, dürfte einleuchten. Nüsse (hier wird als Portionsgröße eine halbe Handvoll bzw. 25 g angegeben) und gelegentlich ein Glas hundertprozentiger Fruchtsaft zählen übrigens auch als Obstportion (s. auch Kapitel »Nüsse und Samen«, Seite 68, und »Getränke«, Seite 73).

Die Top-Sorten

In Deutschland werden besonders gern Gemüsesorten wie Tomaten, Gurken und Paprika verzehrt, wogegen nichts einzuwenden ist. Besonders viele Nährstoffe und daher großes gesundheitsförderndes Potenzial haben jedoch vor allem Kreuzblütler (Brokkoli, Grünkohl, Pak Choi, Rosenkohl, Rucola, Kohlrabi etc.), Zwiebelgewächse (Zwiebeln, Frühlingszwiebeln, Knoblauch) und dunkelgrünes Blattgemüse (z. B. Spinat, Mangold, Feldsalat, Radicchio, Chicorée). Verwenden Sie diese daher nach Möglichkeit ebenfalls regelmäßig.

Genau wie zu Gemüse- ließen sich auch zu Obstsorten noch viele Seiten füllen. Ich beschränke mich hierauf: Essen Sie (wieder mehr) heimisches Obst, z. B. Äpfel und Beeren. Gerade Letztere sind tolle kleine Nährstoffpakete!

Was Gemüse und Obst so wertvoll macht

Neben den Vitaminen und Ballaststoffen machen auch die sogenannten sekundären Pflanzenstoffe Gemüse und Obst so wertvoll. Es gibt Tausende davon. Vielen werden gesundheitsfördernde Wirkungen zugeschrieben, wobei hier jedoch noch erheblicher Forschungsbedarf besteht. Die Unterteilung erfolgt nach der chemischen Struktur und Wirkungsweise, Beispiele sind Carotinoide, Polyphenole und Sulfide.

Sekundäre Pflanzenstoffe schützen die Pflanze gegen Schädlinge und Krankheiten, regulieren ihr Wachstum und machen ihr Aroma und ihre Farbe aus. Aus diesem Grund gilt: je bunter, desto besser! Diese Botschaft wird in der Ernährungsberatung z. B. mithilfe des »Ampelprinzips« oder mit »Essen nach dem Regenbogen« vermittelt. Zufuhrempfehlungen gibt es bislang keine.

Praktische Tipps für den Alltag

- Steuern Sie immer die »5 am Tag« an: mindestens 3 Portionen Gemüse und 2 Portionen Obst!
- Achten Sie darauf, dass jede warme Mahlzeit einen Gemüseanteil enthält.
- Gemüse und Obst möglichst mit Schale verzehren (falls diese genießbar ist), denn sie enthält wertvolle sekundäre Pflanzenstoffe, Vitamine und Ballaststoffe. Tipp: Möhren mit Edelstahl-Topfreiniger abreiben.
- Bieten Sie Ihrem Teenager Obst in einem Format an, das kein mühsames Schälen o. Ä. erfordert, z. B. in Schnitzen oder als Obstsalat – geht weg wie nix!
- Achten Sie auf vitaminschonende Lagerung und Zubereitung (die Verbraucherzentrale NRW hat dazu eine tolle Broschüre herausgegeben (www.mehrwert.nrw/richtiglagern): Erst – gründlich, aber kurz! – waschen, dann schnippeln und bald verzehren.
- Wählen Sie wegen der sekundären Pflanzenstoffe Farbvielfalt und dunklere Sorten, z. B. rote statt weißer Zwiebeln, dunkle statt heller Blattsalate.
- Erntefrisch eingefrorene Tiefkühlware kann eine akzeptable Alternative zu Frischware sein (ohne »Blubb« und Ähnliches).
- Auch Trockenobst ist in Maßen empfehlenswert.
- Bauen Sie in den Speiseplan Ihres Teenagers gelegentlich ein Glas (frischen) Orangen-, Apfel-Möhren-, Tomatensaft o. Ä. ein.
- Lassen Sie Ihren Teenager den Tag mit einem leckeren Smoothie aus Gemüse und Obst starten (Rezept Seite 136).
- Reichen Sie als Snack zwischendurch Nussmischungen oder Studentenfutter.

- Schnippeln Sie einen kleinen Apfel, eine kleine Birne oder Banane an die morgendliche Haferflockenmahlzeit oder geben Sie eine Handvoll Beeren sowie ein paar Nüsse dazu.
- Geben Sie zum Pausenbrot auch immer etwas (Trocken-)Obst oder Gemüse mit.
- Reichen Sie zu oder besser noch vor jeder Hauptmahlzeit einen kleinen Blattsalat (gerne mit Babyspinat, Radicchio oder Rucola) und Rohkost. Besser mittags oder am früheren Abend wegen der Schlafqualität.
- Bieten Sie zwischendurch oder zum Essen Gemüse-Sticks an (z. B. aus Gurken, Möhren, roter Paprika, Kohlrabi, Stangensellerie), gerne in Kombination mit einem leckeren Dip (Rezepte Seite 124).
- Geben Sie Gemüse immer erst ins kochende Wasser – Kochwasser ggf. für Saucen und Suppen weiterverwenden.
- Durch Beträufeln/Marinieren mit Zitronensaft oder Essig verringern Sie Vitamin-C-Verluste.
- Entfernen Sie Blattgrün von Wurzelgemüse (und verwenden Sie es ggf. weiter), da es Nährstoffe und Feuchtigkeit entzieht.

Getreide und Kartoffeln

Getreide und Kartoffeln zählen zu den wichtigsten Kohlenhydratquellen. Hochwertige Getreidemehle bzw. -produkte können aber auch einige Nährstoffe aus tierischen Produkten ersetzen, sie sind z. B. ein wichtiger Eiweiß- und Eisenlieferant.

Die Typenzahl kennzeichnet den Ausmahlungsgrad des Mehls und gibt die Mineralstoffmenge an. Diese ist bei gröberer Mahlung durch die Keim- und Schalenbestandteile höher, außerdem enthält das Mehl dann natürlich auch viel mehr Ballaststoffe.

Sogenannte Auszugsmehle (bei Weizenmehl z. B. Type 405) und Weißbrot enthalten dagegen kaum Vitamine, Mineral- und Ballaststoffe.

Wenn Sie bislang Mehle mit niedrigem Ausmahlungsgrad bevorzugt haben, sollten Sie das unbedingt ändern und ab jetzt höhere Typenzahlen wählen (z. B. Dinkelmehl 1050, Roggenmehl 1150 oder höher). Auch bei Brot und Nudeln sollten Sie zu den vollwertigeren Sorten greifen.

Der Verdauungstrakt jüngerer Menschen tut sich dabei in der Regel leicht mit der Umstellung. Ansonsten gehen Sie einfach schrittweise vor (siehe «Praktische Tipps für den Alltag«, Seite 66). Bei Dinkelmehl und -pasta ist der Unterschied beispielsweise, auch geschmacklich, kaum spürbar.

Lassen Sie sich bei Broten nicht von einer dunklen Farbe, wohlklingenden Bezeichnungen und vereinzelten Alibi-Körnern täuschen. Schauen Sie genau hin und kaufen Sie Ihr Brot am besten frisch in einer guten Bäckerei (oder versuchen Sie es mit Selberbacken – mir will das leider nicht gelingen, meine Brote gleichen Briketts). Auch bei Reis lässt sich durch eine informierte Auswahl die Nährstoffzufuhr steigern. Probieren Sie anstelle des klassischen weißen Reises, wie er in vielen Haushalten verwendet wird, Naturreis (alternativ Vollkorn- oder Vollreis genannt). Naturreis ist noch von der Frucht- und Samenschale, der sogenannten Silberhaut, umgeben und daher vergleichsweise vitamin-, mineral- und auch ballaststoffreich. Leider kann die Arsenbelastung dadurch aber auch höher sein als bei geschältem Reis. Wer sich nicht mit Naturreis anfreunden kann (ich bin mit ihm noch nicht warm geworden), sollte bei weißem Reis darauf achten, dass es sich um »parboiled« Reis handelt. Bei dieser Vorbehandlung wird der Reis vor Entfernung des Silberhäutchens in warmem Wasser eingeweicht und danach mit Wasserdampf oder Überdruck behandelt. Das bewirkt, dass wasserlösliche Vitamine und Mineralstoffe aus dem Silberhäutchen ins Reiskorninnere wandern.

Neben den gängigen Getreidesorten werden in der vegetarischen Küche eine Vielzahl weiterer (Pseudo-)Getreide wie Amaranth, Quinoa, Buchweizen und Hirse verwendet, die mit z. T. erheblichem Nährstoffreichtum punkten (siehe auch Kapitel »Steckbriefe der kritischsten Stoffe«, Seite 51) und die Sie insbesondere als Alternative zu Reis verwenden können.

Praktische Tipps für den Alltag

- Meiden Sie Weißbrot und steigen Sie, evtl. schrittweise, auf Vollkornbrot um. Auch wenn Sie jetzt skeptisch sein sollten – ich bin sicher, über kurz oder lang möchte Ihre Familie leckeres Vollkornbrot nicht mehr missen!
- Brote mit Sauerteiganteil sind ernährungsphysiologisch besonders wertvoll, da z. B. die Eisen- und Zinkaufnahme erleichtert wird.
- Geben Sie Vollkornmehl oder zumindest Mehl mit höherer Typenzahl den Vorzug. Zum Einstieg können Sie auch verschiedene Mehltypen mischen.
- Haferflocken sind besonders reich an Proteinen und zahlreichen Nährstoffen.
- Bereichern Sie Ihren Speiseplan um (Pseudo-)Getreidesorten.
- Falls Sie Vollkornreis zubereiten, diesen wegen möglicher Arsenbelastung vorher gut waschen und besser in reichlich Wasser kochen als quellen lassen.
- Wählen Sie bei Reis immer die nährstoffreichere »parboiled« Variante.
- Wenn Ihre Familie Pasta als Vollkornvariante (noch) nicht mag, wählen Sie (Ur-)Dinkelpasta oder Halbvollkornprodukte. Sie können auch verschiedene Sorten mischen.
- Bevorzugen Sie bei Kartoffeln gering verarbeitete Produkte wie Pell- oder Ofenkartoffeln und meiden Sie stark verarbeitete Produkte wie Pommes frites aus der Fritteuse oder industriell gefertigte Kartoffelchips (siehe »Transfette«, Seite 43).

Hülsenfrüchte, Sojaprodukte und weitere Proteinquellen

Hülsenfrüchte sind tolle Proteinlieferanten und reich an Eisen, Zink und anderen Mineralstoffen sowie an Vitaminen (vor allem aus der B-Gruppe). Darüber hinaus enthalten sie sekundäre Pflanzenstoffe und reichlich Ballaststoffe. Bei einer guten vegetarischen Ernährung führt daher kein Weg an ihnen vorbei.

Sie werden Ihren Speiseplan bereichern, denn es gibt sie in ungeheurer Vielfalt und sie lassen sich auf unterschiedlichste Weise zubereiten. Hülsenfrüchte gibt es getrocknet zu kaufen (manche Arten wie z. B. Kidneybohnen müssen über Nacht eingeweicht werden), eingeweicht oder vorgegart in Gläsern (oder Dosen) sowie als Tiefkühlkost (z. B. Brechbohnen und Erbsen).

Die Sojabohne zählt in der vegetarischen Küche zu einer der wichtigsten Proteinquellen, sie lässt sich auf unterschiedliche Weise verarbeiten (siehe Kasten Seite 67). Soja ist über die letzten Jahre immer wieder in die Diskussion geraten, da es sogenannte Phytoöstrogene enthält und Soja-Gegner unerwünschte Wirkungen auf das menschliche Hormonsystem befürchten. Nach der heutigen Datenlage gilt Soja jedoch als sicheres Lebensmittel. Hochwertige Sojaprodukte können daher – in den gängigen Mengen im Rahmen einer vielseitigen und ausgewogenen vegetarischen Ernährung – bedenkenlos konsumiert werden.

Insgesamt gibt es eine Vielzahl pflanzlicher Proteinquellen, die sich auch als Fleisch-»Alternative« verwenden lassen. Als pflanzliche Basis dienen insbesondere Hülsenfrüchte (neben Soja z. B. auch Lupinen und Erbsenprotein) und Getreide (Dinkel, Grünkern, Weizen).

Um sich den Übergang zu erleichtern, greifen viele Neu-Vegetarier auch gerne zu Fleischersatzprodukten in Form von vegetarischem Aufschnitt, Bratlingen, »(Brat-) Würstchen« und Ähnlichem. Die Hersteller zeigen in diesem Marktsegment zunehmend Einfallsreichtum, und neben den bereits erwähnten Quellen werden z. B. die Tropenfrucht Jackfruit oder Pilz- und Bakterienkulturen verarbeitet. Fleischersatzprodukte werden aber auch auf tierischer Basis unter Verwendung von Milch und (leider oft er-

Soja, Tofu, Tempeh, Seitan – eine kleine Warenkunde

Tofu wird aus der »Milch« weißer Sojabohnen hergestellt. Das Verfahren ähnelt ein bisschen der Käseherstellung, der Tofu wird dabei in mehr oder weniger feste Blöcke gepresst. Natur-Tofu ist im Geschmack neutral. Sie können ihm daher mit Gewürzen und Marinaden selbst die gewünschte Geschmacksrichtung geben (vorher mit einem Küchentuch trocknen). Er ist aber auch mit vielfältigen Zutaten wie Nüssen, Tomaten und Kräutern, geräuchert oder bereits mariniert erhältlich. Tofu kann roh gegessen (z.B. in dünnen Streifen als Brotbelag), gebraten, paniert oder frittiert werden. Seidentofu ist ganz weich, er lässt sich pürieren und für Süßspeisen verwenden. Tofu lässt sich auch aus schwarzen Sojabohnen, Erdnüssen und anderen Hülsenfrüchten herstellen.

Zur Herstellung von **Tempeh** werden gekochte Sojabohnen mit Edelschimmel-Kulturen (*Rhizopus oligosporus*) fermentiert. Tempeh hat eine weiche, aber bissfeste Konsistenz. Er hat einen leichten, nussig-pilzigen Eigengeschmack und eignet sich z.B. knusprig angebraten als Salatbeilage, zu Reis oder als Bestandteil von Gemüsepfannen. Es gibt ihn auch geräuchert oder mariniert zu kaufen.

Soja wird auch zu **texturierten Produkten** weiterverarbeitet, dazu zählen Sojagranulat, -schnetzel und -»fleisch« (siehe auch Rezepte Seite 96). Weitere Sojaprodukte sind Sojasauce und Miso-Gewürzpaste (auf Salzgehalt achten).

Seitan besteht aus Weizeneiweiß (Gluten). Es gibt ihn als »Getreidefleisch«, Aufschnitt, Würstchen, Hackfleischersatz, Burger oder Braten. Demzufolge lässt sich Seitan kochen, panieren, marinieren, braten, im Ofen backen oder grillen.

Grundsätzlich gilt: Die richtige Zubereitung braucht etwas Übung – ich bin immer noch dabei ...

heblichen Mengen) Hühnereiklar hergestellt. Daneben gibt es auch Fischalternativen und -ersatzprodukte (z. B. Fischstäbchen), u. a. auf Soja-, Weizenprotein- oder Algenbasis.

Praktische Tipps für den Alltag

- Bauen Sie in den Speiseplan Ihrer Familie mehrmals die Woche Gerichte mit Hülsenfrüchten ein.
- Nutzen Sie die ganze Bandbreite an Sorten und an Zubereitungsarten (siehe Rezepte Seite 92): als Suppe oder Salat (z. B. mit Linsen oder Kichererbsen), Eintopf (z. B. Chili, Seite 100), Pastasauce (Linsenbolognese, Seite 128), Brotaufstrich oder Dip (Hummus, Seite 124, Bohnenpaste).
- Kombinieren Sie zur Steigerung der biologischen Wertigkeit (Seite 39) Hülsenfrüchte mit Getreide (z. B. mit Pasta oder Vollkornfladenbrot).
- Manchmal braucht der Verdauungstrakt etwas Gewöhnungszeit und reagiert anfangs mit Blähungen. Hier helfen Gewürze (Anis, Kümmel, Fenchel, Oregano), in Ruhe essen, gut kauen und wenig Süßigkeiten.
- Wenn es schnell gehen muss, wählen Sie Sorten mit kurzer Garzeit, z. B. rote Linsen, braune Tellerlinsen oder Berglinsen (auf Packungsangaben achten).
- Sie können die Zubereitungszeit eingeweichter Hülsenfrüchte durch Garen im Dampfkochtopf erheblich verkürzen.
- Hülsenfrüchte enthalten Phytinsäure bzw. Phytat, das Mineralstoffe bindet und dadurch deren Aufnahme vermindert, daher das Einweichwasser wegschütten.
- Salzen und würzen Sie Hülsenfrüchte erst zum Schluss, sonst werden sie u. U. nicht weich.
- Es gibt auch Pasta und Snacks aus Hülsenfrüchten (z. B. aus Linsen oder Erbsen).
- Bedienen Sie sich auch an der ganzen Palette der Sojaprodukte (Tofu, Tempeh, Edamame, siehe auch Kasten Seite 67).
- Probieren Sie aus, was Ihnen und Ihrer Familie schmeckt, und lassen Sie sich nicht abschrecken, wenn Sie manches davon (noch) nicht mögen.
- Verwenden Sie hochverarbeitete Produkte bzw. Fertiggerichte grundsätzlich in Maßen. Achten Sie auf die Zutatenliste: neben Proteinquelle und -gehalt insbesondere auf den Salzgehalt, Zusatz von Zucker und gehärteten Fetten, Emulgatoren und künstlichen Aromastoffen.

Nüsse und Samen

Nüsse sind aufgrund ihres Kaloriengehalts lange Zeit sehr stiefmütterlich behandelt worden. Bei der Recherche habe ich übrigens gelernt, dass vermeintliche Nüsse nicht immer welche sind. Mandeln beispielsweise gehören zur Gattung Steinobst. Aber das war mir für diesen Zweck zu haarspalterisch. Verzeihen Sie mir daher, dass ich es hier nicht so genau nehme und hier nur generell von »Nüssen« spreche. Mittlerweile wurde erkannt, was für einen wichtigen Beitrag sie zu einer gesundheitsfördernden Ernährung leisten, wenn man nicht gerade das Pech hat, an einer Nussallergie zu leiden.

Nüsse und Samen haben einen hohen Proteingehalt und sind reich an gesunden einfach und mehrfach ungesättigten Fettsäuren (siehe Kapitel »Proteine«, Seite 38, und »Fette und Öle«, Seite 42). Sie wirken sich daher u. a. positiv auf den Cholesterinspiegel und die Herzgesundheit aus. Nüsse machen schnell und langanhaltend satt, wodurch bei nachfolgenden Mahlzeiten weniger gegessen wird. Auch aus diesem Grund haben sie den schlechten Ruf als Dickmacher nicht verdient. Nüsse und Samen, ebenso wie daraus hergestellte Öle und Muse, enthalten darüber hinaus viele Vitamine (vor allem Folat, Niacin, Vitamin B_6 und Vitamin E) und Mineralstoffe (Kupfer, Magnesium, Kalzium und Zink).

Wie bereits im Abschnitt zu Fetten und Ölen beschrieben, werden Walnüsse besonders für ihren Gehalt an Omega-3-Fettsäuren geschätzt, manche Experten empfehlen daher, 5 Walnüsse pro Tag zu essen. Paranüsse punkten mit ihrem hohen Selengehalt. Da 1 bis 2 Stück unter Umständen den Tagesbedarf decken können, sollte davon nicht zu viel gegessen werden. Unter den Samen haben Leinsamen (und Chiasamen) den höchsten Gehalt an Omega-3-Fettsäuren, Sesam ist besonders reich an Kalzium und Ballaststoffen.

Praktische Tipps für den Alltag

- Die DGE empfiehlt täglich eine Handvoll Nüsse (mindestens 25 g, es spricht aber viel dafür, mehr davon zu essen).
- Lassen Sie Ihren Teenager unterschiedliche Sorten ausprobieren, um seine Favoriten zu finden. Alle Nuss- und Samenarten sind gesund.
- Verwenden Sie auch wertvolle Öle und Samen- und Nussmuse, z. B. weißes Mandelmus zur Verfeinerung von Smoothies und Saucen.
- Ergänzen Sie Gerichte mit Nüssen oder Samen, z. B. Leinsamen und Nüsse ins Müsli oder in den Smoothie; Pinien-, Kürbis- oder Sonnenblumenkerne in den Salat; Walnüsse in den Obstsalat.
- Nüsse können wegen ihres hohen Fettgehalts schnell ranzig werden. Kaufen Sie sie daher lieber in kleineren Mengen, ganz statt gemahlen und bewahren Sie sie kühl und dunkel auf (gemahlen im Kühlschrank oder ggf. einfrieren, auch geschrotete Samen kühl aufbewahren und schnell verbrauchen).
- Bei Studentenfutter fällt der Nussanteil oftmals recht gering aus. Kaufen Sie daher besser die jeweiligen Sorten an Nüssen und Trockenfrüchten getrennt; so kann sich dann auch jeder seine Lieblingsmischung selbst zusammenstellen.
- Keine schlecht riechenden oder schmeckenden Nüsse essen.

Milch, Milchprodukte, Milchalternativen

Über die Vor- und Nachteile von Milch und ihre »Herstellung« wird viel und oftmals hitzig diskutiert. Als meine Kinder noch kleiner waren, habe ich manchmal gewitzelt, dass sich die Anschaffung einer Milchkuh lohnen würde, so groß war unser Milchverbrauch. Darüber, dass so eine Milchkuh regelmäßig ein Kälbchen kriegen muss, habe ich mir damals merkwürdigerweise keine Gedanken gemacht.

Wenn Ihr Kind gestillt wurde, erinnern Sie sich wahrscheinlich noch an Pavianhintern und fiese Blähungen als Denkzettel für Zwiebeln, Paprika und anderes Leckeres, was sich die Mutter nicht verkneifen konnte. Auch Genussmittel sind für Stillende tabu und Medikamente werden nur eingenommen, wenn es sich gar nicht vermeiden lässt. Das Prinzip dahinter ist natürlich auch auf milchgebende Wiederkäuer, also in unseren Breiten auf Kuh, Ziege und Schaf, übertragbar: Was oben reingeht, kann unter Umständen in erheblichem Ausmaß auch in der Milch enthalten sein. Da die Tiere

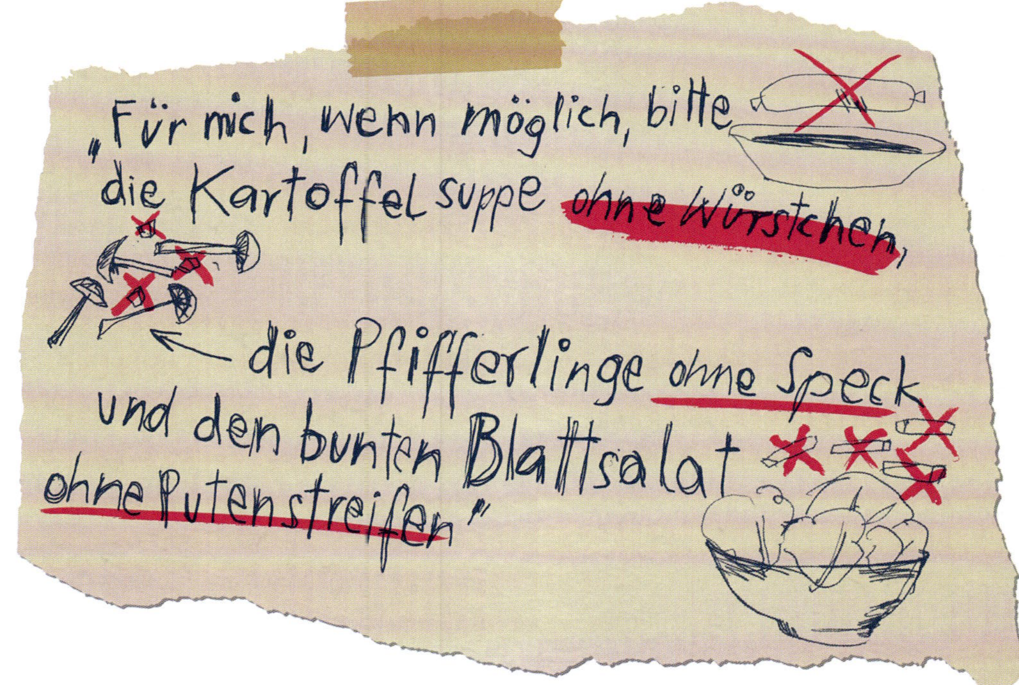

zwangsläufig auch gemolken werden, wenn sie trächtig sind, enthält die Milch auch Hormone, was manche als Ursache für eine Verschlimmerung von Akne bei Jugendlichen sehen.

Gutes aus der Milch

Andererseits findet sich in der Milch und in daraus hergestellten Lebensmitteln auch viel Gutes: viel Protein, reichlich Kalzium, u. a. auch Omega-3-Fettsäuren sowie Vitamin B_{12} und weitere Vitamine aus Gräsern und Wiesenkräutern – sofern das Tier aus dem Vollen schöpfen kann. Milch aus ökologischer Landwirtschaft bietet hier klare Vorteile (kann jedoch aufgrund geringerer Zusätze im Futtermittel weniger Jod und Selen enthalten).

Darm und Immunsystem freuen sich über die probiotischen Bakterien in fermentierten Milchprodukten wie Kefir und Joghurt. Wählen Sie Naturjoghurt, denn Fruchtjoghurt enthält oft viel Zucker (alternativ ist auch Sojajoghurt sehr gesund). Milch- und Milchprodukte sind zudem zahnfreundlich, sofern sie keinen Zuckerzusatz enthalten (siehe auch Kapitel zur Zahngesundheit, Seite 80).

Und die Milchalternativen?

Wenn Sie bzw. Ihr Kind Milch nicht so gut vertragen oder Sie den Konsum aus anderen Gründen einschränken möchten, lässt sie sich ohne Weiteres durch geeignete pflanzliche Milchalternativen ergänzen bzw. ersetzen. Das Angebot ist heutzutage riesig und in jedem gut sortierten Lebensmittel- oder

Drogeriemarkt erhältlich. Meine Familie bevorzugt nach wie vor Milch, ich dagegen verwende mittlerweile sehr gerne auch pflanzliche Milchalternativen, zumal sie sich gut auf Vorrat kaufen lassen. Allerdings haben nur Soja- und Erbsenproteinprodukte einen mit Milch annähernd vergleichbaren Proteingehalt, nutzen Sie daher ansonsten verstärkt andere Proteinquellen. Wählen Sie zudem mit Kalzium angereicherte pflanzliche Milchalternativen (Seite 70).

Bei Käse habe ich bereits erwähnt, dass bei der Herstellung oft tierisches Lab zum Einsatz kommt, d. h. Enzyme, die aus den Mägen junger Wiederkäuer (meist von Kälbern) gewonnen werden. Die von mir vorwiegend genutzten Markthallen- und Wochenmarkt-Käsestände führen überwiegend Käse, der mit tierischem Lab hergestellt wurde – ich frage aber regelmäßig nach, denn die Nachfrage bestimmt schließlich das Angebot. Allerdings erhalten wir dort qualitativ hochwertige (Bio-)Ware vom Käselaib ohne Verpackung. Wir versuchten stattdessen eine Zeitlang, klar deklarierten, »streng vegetarischen« Käse im Supermarkt zu kaufen. Daraufhin stieg die Menge unseres Plastikmülls jedoch sprunghaft und auf ein für uns nicht tolerierbares Ausmaß an, sodass wir an dieser Stelle nicht ganz konsequent sind.

Praktische Tipps für den Alltag

- Bei Milch- und Milchprodukten auf Herkunft und Qualität achten (ideal sind Weide- bzw. Heumilch-Produkte).
- Nutzen Sie, insbesondere als Protein- bzw. Kalziumquellen, die breite Produktpalette wie Joghurt, Buttermilch, Kefir, Quark, Frischkäse, Weich- und Hartkäse …
- Joghurt und Kefir lassen sich auch ohne viel Aufwand selber machen, das spart Geschleppe, Müll und Geld.
- Es gibt viele pflanzliche Milchalternativen auf der Basis von Getreide (z. B. Hafer, Dinkel, Reis), Hülsenfrüchten (z. B. Soja und Erbsen), Nüssen (z. B. Mandeln) oder auch Kombinationen. Probieren Sie sie aus!
- Greifen Sie bei pflanzlichen Milchalternativen grundsätzlich zu kalziumangereicherten Produkten. Bei manchen sind auch andere Nährstoffe wie z. B. Omega-3-Fettsäuren zugesetzt. Achten Sie darauf, dass nicht extra Zucker zugesetzt ist.
- Auch für Kochsahne gibt es eine ganze Palette pflanzlicher Alternativen, z. B. aus Soja, Dinkel oder Hafer.
- Wer bei Käse auf tierisches Lab verzichten möchte, achtet auf die Produktangaben bzw. fragt an der Käsetheke nach Herstellung mit »mikrobiellem Lab« oder »Labaustauschstoffen«.

Eier

Auch der Genuss von Eiern ist seit Jahren regelmäßig Gegenstand lebhafter wissenschaftlicher (und unwissenschaftlicher) Diskussionen. Leider ist die Datenlage alles andere als klar, teilweise ist sie sogar widersprüchlich.

Eigentlich sind Eier ja als »Starterset« für ein Küken gedacht. Als solches enthalten sie viele wertvolle Inhaltsstoffe wie biologisch hochwertiges Protein und eine ganze Reihe wichtiger Nährstoffe. Dazu zählen alle fettlöslichen Vitamine (mit relevanten Mengen an Vitamin D), B-Vitamine (mit relevanten Mengen an Vitamin B_2 und B_{12}) sowie Zink, Folsäure und – auch hier wieder abhängig vom Futtermittel – Selen. Genau wie bei

Milch wirkt sich die Haltung bzw. Qualität der Fütterung des »produzierenden« Tiers auf die Inhaltsstoffe aus, so soll das Eigelb von Eiern aus ökologischer Landwirtschaft z. B. das günstigste Verhältnis von Omega-6-FS zu Omega-3-FS aufweisen.

Eier sind jedoch auch fett- und cholesterinreich. Stellt sich daher die Frage: Wie viel Ei darf es sein? Die DGE möchte aus der Datenlage derzeit keine Obergrenze ableiten und die Expertenmeinungen gehen z. T. weit auseinander. Manche halten einen maßvollen Verzehr für sinnvoll und raten zu 2 bis 3 Eiern pro Woche. Das ist die Menge, an der ich mich orientiere. Andere nennen als Obergrenze im Durchschnitt 1 Ei pro Tag. Wer beim Backen seinen Ei-Konsum einschränken möchte, kann auf verschiedene Ei-Ersatzvarianten zurückgreifen (ich kombiniere meist beides).

Praktische Tipps für den Alltag

- Verwenden Sie Eier in Maßen und verzichten Sie auf unnötigen Eierkonsum, z. B. in Form von Eiernudeln, Ei-lastigem Gebäck und Desserts.
- Achten Sie auf Freilandhaltung (am besten Bio-Qualität).
- Manche Fleischersatzprodukte wie »Würstchen« und »Aufschnitt« enthalten erhebliche Mengen an Eiklar. Achten Sie auch hier auf die Herkunft der verwendeten Eier und konsumieren Sie solche Produkte in Maßen.
- Beispiele für Ei-Ersatz als Bindemittel beim Backen (Angaben jeweils für den Ersatz von einem Ei): 1 EL Sojamehl mit 2 bis 3 EL kaltem Wasser klümpchenfrei vermischen (mein Favorit, geht schnell und einfach); jeweils 1 EL gemahlenen Leinsamen oder Chiasamen mit 3 EL Wasser mindestens 10 Minuten quellen lassen; 80 g Apfelmus oder anderes Fruchtpüree oder eines der diversen im Handel erhältlichen Ei-Ersatzpulver.

Snacks und Süßigkeiten

… waren in der Aufzählung der relevanten Lebensmittelgruppen (Seite 62) zwar nicht enthalten, sind damit aber ja – wortwörtlich – nicht »vom Tisch«. Müssen sie auch nicht, denn: Einmal am Tag eine Kleinigkeit zu naschen – zum Beispiel einen Riegel dunkle Schokolade – ist okay, solange es in maßvoller Dosierung geschieht (von dem Konzept, dass Süßigkeiten an bestimmten Tagen oder am Wochenende, womöglich unbegrenzt, erlaubt sind, halte ich persönlich nichts).

Dass Verbote hier wenig nützen, hat Sie Ihr Kind vermutlich bereits in den letzten 10 bis 15 Jahren gelehrt. Meiner Meinung nach sollten Teenager, die sich bewusst für eine vegetarische und damit gesündere Lebensweise entschieden haben, hier eigenverantwortlich Maß halten können.

Soweit die Theorie. In unserer Speisekammer gibt es eine »Süßigkeitenbox«, die ab einem gewissen Alter für unsere Kinder frei zugänglich war. Surprise, surprise: Was da drin ist, verflüchtigt sich meist in rasantem Tempo, wobei das zugegebenermaßen nicht nur an den Teenagern liegt. Ähnlich verhält es sich mit herumliegenden angebrochenen Schokoladentafeln oder Gummibärchentüten, wobei es hinterher immer keiner gewesen sein will. Der Täter bzw. die Täterin macht in der Regel die Packung nie ganz leer und erspart sich damit den Gang zum Mülleimer, was mich regelmäßig an den Rand des Wahnsinns treibt.

Mittlerweile bestücke ich unsere Box vorwiegend mit gesunden Snacks. Das ist bei »Lust-auf-Süßes-Attacken« immer noch attraktiver als ein zeitraubender und kostspieliger Gang zum nächsten Kiosk. Und Sie wissen ja: »In der Not frisst der Teufel Fliegen« – und mit dem Gemaule komme ich klar.

Praktische Tipps für den Alltag

- Was da ist, wird gefuttert. Bedeutet im Umkehrschluss: Kaufen Sie wenig und überlegt ein (hilft auch bei eigenen Gürtel-Schrumpfungstendenzen).
- Lagern Sie in Ihrer »Süßigkeitenbox« gesunde Snacks wie Nussmischungen und Studentenfutter, Apfelringe, Gemüsechips, dunkle Schokolade und Ähnliches.
- Stellen Sie den Teenagern bei klassischen Nasch-Situationen, z. B. bei Filme- oder Spieleabenden, Nüsse, Obstschnitze und selbst gemachtes Popcorn hin – das geht weg und verringert die Lust auf Süßes!
- Wer es genau nimmt, achtet auf gelatinefreie Süßigkeiten (bei der Zubereitung von Desserts lässt sich Gelatine übrigens durch Agar-Agar oder Pektin ersetzen und Marmeladen enthalten in aller Regel keine Gelatine).
- Wenn Ihr Kind trotzdem zu viel nascht, sprechen Sie das sachlich an und geben Sie Verantwortung und Finanzierung für sein »Laster« ab: deine Gesundheit, deine Zähne und dein Taschengeld!

Getränke

Jugendliche sollten etwa 1,5 l pro Tag trinken. Auf das Körpergewicht bezogen werden etwa 30 ml Wasser pro kg Körpergewicht empfohlen. Dabei kann der Flüssigkeitsbedarf z. B. bei heißem Wetter und sportlichen Aktivitäten höher sein. Mineral- und Leitungswasser sind ideale Durstlöscher. Leitungswasser wird in Deutschland streng kontrolliert und eignet sich daher als Trinkwasser (solange Sie nicht alte Bleirohre im Haus haben). Vor allem in Gegenden mit intensiver landwirtschaftlicher Nutzung kann durch Gülle- und Stickstoffdüngung das Grundwasser stark mit Nitrat belastet sein. Die Wasserversorger stellen durch die Mischung mit unbelastetem Rohwasser bzw. technische Maßnahmen jedoch sicher, dass der Trinkwassergrenzwert nicht überschritten wird. Achten Sie bei Mineralwasser vor allem auf einen möglichst hohen Kalziumgehalt (Seite 58). Auch Leitungswasser kann relevante Mengen an Kalzium enthalten, erkundigen Sie sich dazu einfach bei Ihrem lokalen Wasseranbieter.

Ob Sie das Wasser mit viel, wenig oder ganz ohne Kohlensäure genießen, ist Geschmackssache. Empfindliche Mägen vertragen stilles Wasser oft besser. Leitungswasser lässt sich mit einem Trinkwassersprudler dosiert »bitzeln«. Wir trinken überwiegend das in unserer Gegend glücklicherweise recht kalziumhaltige Leitungswasser. Wir benutzen dafür Glasflaschen bzw. -karaffen, weil Wasser meiner Meinung nach aus Glas einfach besser schmeckt. Als netter Nebeneffekt müssen wir weniger Getränkekisten schleppen und tun etwas für den Geldbeutel und die Umwelt. Wer pures Wasser auf Dauer zu langweilig findet, peppt es wie in den praktischen Tipps (Seite 75) genannt auf.

Statt Wasser

Ungesüßte Früchte- oder Kräutertees sind ebenfalls gute Durstlöscher. Kräutertees

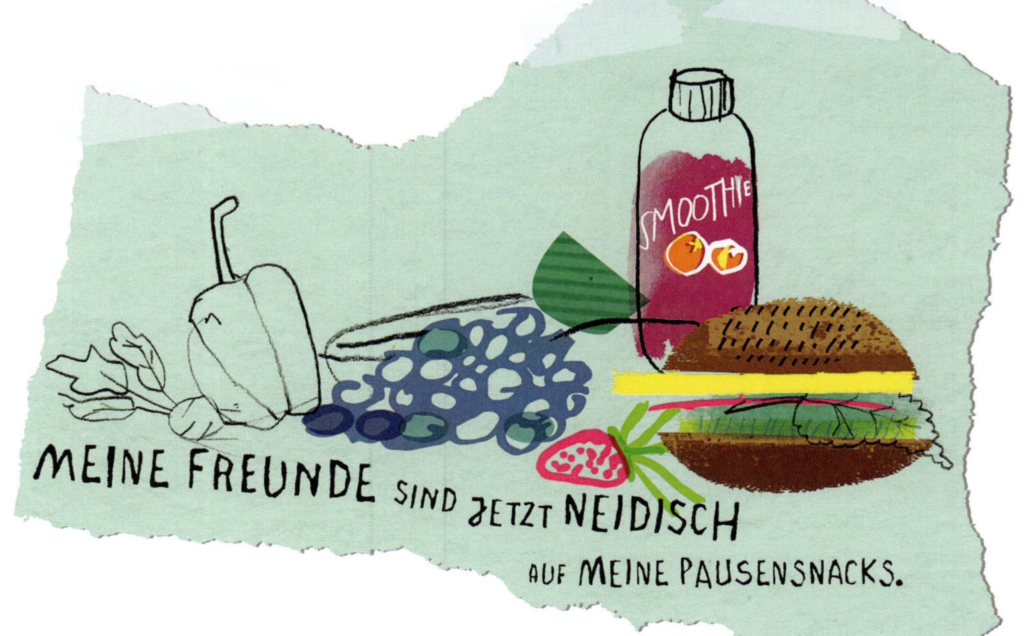

können jedoch die Eisenaufnahme behindern (Seite 54), daher sollten sie mit ausreichend Abstand zu den Mahlzeiten getrunken werden. Das gilt auch für schwarzen und grünen Tee sowie für Kaffee. Diese sind alle nicht als Durstlöscher geeignet, in Maßen genossen für ältere Jugendliche aber okay, sofern sie vertragen werden und nicht zu Einschlafproblemen führen bzw. bereits vorhandene noch verstärken. Ich selbst bin hier ein totales Weichei und kann deshalb nur vormittags Kaffee trinken. Umso mehr befremdet es mich, welche Kaffeemengen manche Freunde meines Sohnes trinken.

Dann gibt es noch Getränke, die weniger als Durstlöscher zum Einsatz kommen, aber eine gesunde Ernährung ergänzen können. Dazu zählen Kombucha und Brottrunk, die probiotische Bakterien und B-Vitamine enthalten, geschmacklich allerdings etwas gewöhnungsbedürftig sind. Probiotisch wertvoll sind außerdem Sauermilchprodukte wie Buttermilch und Kefir. Zum Thema Milch habe ich bereits einiges geschrieben (Seite 69).

Bei Fruchtsaft genau hinschauen

Bei Fruchtsaftschorlen empfiehlt die DGE ein Mischverhältnis von Wasser zu Fruchtsaft von mindestens 3:1. Wer gerne hin und wieder Fruchtsaft mag: am besten selber machen bzw. beim Kauf gut aufpassen und zu Produkten mit 100 Prozent Fruchtgehalt und ohne Zuckerzusätze greifen. Ich erwische immer wieder versehentlich sogenannte Fruchtsaftgetränke, die oft nur einen geringen Fruchtanteil und dafür Zucker und Aromastoffe enthalten. Auch Fruchtnektar hat einen deutlich geringeren Fruchtanteil als Fruchtsaft. Wer Gelatine zur Fruchtsaftklärung ablehnt, sollte wie bereits erwähnt bei Apfelsaft die naturtrübe Variante wählen oder Säfte von Herstellern, die zur Klärung pflanzliche Mittel wie Erbsenproteine oder mechanische Filtermethoden (Ultrafiltration) einsetzen.

Diese Getränke sind verzichtbar

Zunehmender Beliebtheit erfreuen sich Mineralwässer mit »Geschmack«, die auch als »Near-Water-Getränke« bezeichnet werden. Eine absolut überflüssige Erfindung, die als Mineralwasser daherkommt, in der Regel aber kaum Mineralien, dafür unnütze und/oder zuckerhaltige Zusätze enthält.

Ernährungsphysiologisch ebenfalls verzichtbar sind Limonaden, Colagetränke, Brausen, Eistees, Energydrinks und Ähnliches. Und zwar nicht nur die gezuckerten, sondern auch die Light-Produkte, die zwar zu keiner Insulinausschüttung führen (siehe Kapitel »Gute und schlechte Kohlenhydrate«, Seite 48), dem Hirn aber trotzdem die Zufuhr von Zucker vorgaukeln. Oje, denken sich jetzt sicher einige von Ihnen! Aber: Es zwingt Sie ja niemand, diese Produkte regelmäßig zu kaufen! Geben Sie das gesparte Geld lieber für leckeres Essen aus.

Meine Kinder können sich – und selbst das tun sie mittlerweile nur noch selten – bei Restaurantbesuchen eine Limo bestellen, für alle anderen Gelegenheiten müssen sie auf ihr Taschengeld zurückgreifen. Und wie immer gilt: Denken Sie an Ihre Vorbildfunktion! Wenn Sie selbst den ganzen Tag an der Softdrinkflasche hängen, werden Sie Ihren Nachwuchs nicht davon überzeugen können, zum Wassertrinker zu konvertieren. Sie werden staunen, wie unangenehm süß und künstlich Ihnen allen Limo und Co. in kürzester Zeit vorkommen werden.

Tja, und zu Alkohol lässt sich vieles sagen, aber ich belasse es dabei, darauf hinzuweisen, dass alkoholische Getränke im Jugendalter viel mehr Schaden anrichten können als früher angenommen. Daher gilt: je später und weniger, desto besser.

Praktische Tipps für den Alltag

- Vor allem Leitungswasser und kalziumreiches Mineralwasser, aber auch ungesüßte Früchte- und Kräutertees sind die idealen Durstlöscher.
- Wenn Sie und Ihr Kind bisher keine Wassertrinker waren, gewöhnen Sie sich langsam um.
- Wer Wasser mit Geschmack mag, kann eine Handvoll Beeren, ein paar Blätter Minze oder Zitronenmelisse, eine Orangen- oder Zitronenscheibe (ungespritzt), etwas Melone, ein paar Gurkenscheiben, einen Spritzer Zitronensaft (gibt es auch in Bioqualität in kleinen Fläschchen), Acerolasaft o. Ä. zufügen.
- Wer es gelegentlich mal süßer mag, mischt sich Saftschorlen (3:1 oder 4:1) oder Wasser mit einem Spritzer Bio-Sirup (z. B. Holunder-, Rhabarber- oder Limettensirup).
- Limo-, Colagetränke und Co. sollten die Ausnahme sein.
- Kaufen Sie schöne und leicht zu reinigende Trinkflaschen für Schule, Sport und unterwegs, um eine ausreichende und über den Tag verteilte Trinkmenge sicherzustellen.

Die Zusammenstellung der Ernährung

Nun kommt es noch darauf an, die einzelnen Lebensmittelgruppen gut und ausgewogen zusammenzustellen. In diesem Kapitel erfahren Sie, wie Ihnen das gelingt.

Ob als Pyramide, als Kreis mit verschieden großen Tortenstückchen oder gleich in Form eines Tellers: Es gibt verschiedene Ansätze dafür, die ideale Zusammenstellung einer bedarfsgerechten Ernährung eingängig zu veranschaulichen.

Pyramiden, Kreise, Teller

Viele von Ihnen werden die Ernährungspyramide kennen. Die Pyramidenform verdeutlicht dabei die unterschiedlichen Prioritäten. Die Basis ganz unten macht den größten Teil aus. Je weiter oben und kleiner ein Feld ist, desto geringer sollte der Anteil der jeweiligen Nahrungsmittelgruppe in der Ernährung sein (wobei Süßes verzichtbar wäre). Manchmal wird noch mit farblicher Kennzeichnung die Wertigkeit der Lebensmittelgruppen betont. Ergänzt werden soll die Ernährung durch ausreichend Aufenthalt im Freien (für die Produktion von Vitamin D mithilfe von Sonnenlicht, siehe Kapitel »Vitamin D«, Seite 53) und durch Bewegung und sportliche Aktivität, was beides gerade im Wachstum unverzichtbar ist.

Die Professoren Keller und Leitzmann haben dieses Konzept den Bedürfnissen einer vegetarischen Ernährung angepasst (Seite 77). Ihre »**Gießener vegetarische Ernährungspyramide**« unterscheidet sich letztendlich gar nicht so sehr von derjenigen für eine vollwertige Mischkosternährung, da dort der empfohlene Anteil an Fleisch, Wurst und Fisch bereits schon gering ist.

Eine andere Form der Visualisierung ist der **Ernährungskreis**, bei dem anteilig die empfohlenen Mengen kreisförmig angeordnet sind.

Der sogenannte **Ernährungsteller** zeigt eine ideal zusammengestellte Mahlzeit auf einem Teller und illustriert auf diese Weise die Anteile der verschiedenen Lebensmittelgruppen, welche die Versorgung mit allen erforderlichen Nährstoffen sicherstellen. Ein einfaches gedankliches Hilfsmittel ist

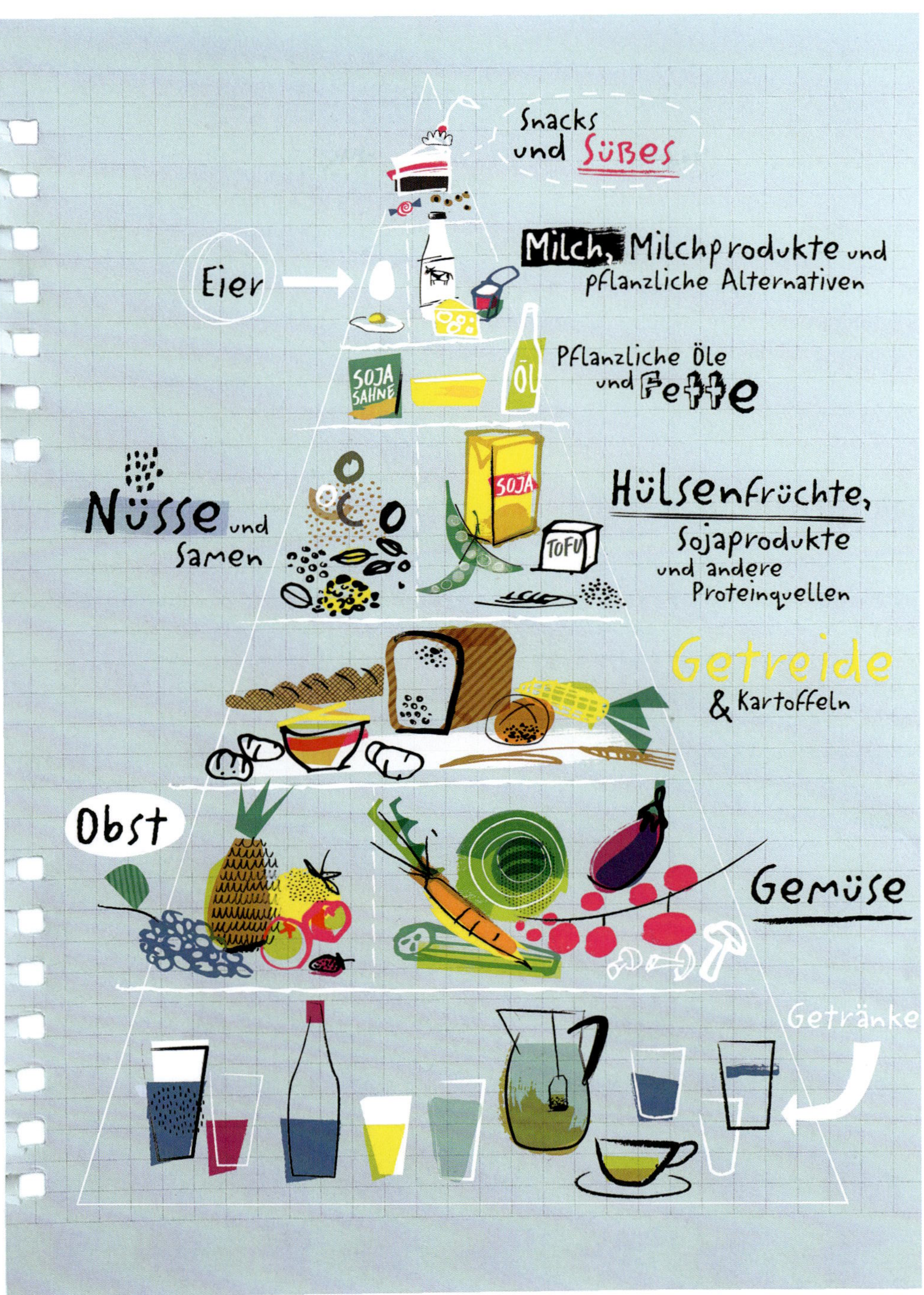

Vegetarische Ernährungspyramide angelehnt an die Gießener vegetarische Lebensmittelpyramide von Dr. Markus Keller (IFANE) und Prof. Dr. Claus Leitzmann (Universität Gießen) in Leitzmann C, Keller M: Vegetarische Ernährung. 4., aktualisierte Auflage, Verlag Eugen Ulmer Stuttgart, 2020

es, sich vorzunehmen, eine Tellerhälfte mit Gemüse zu belegen, auf ein Viertel kommt etwas Proteinhaltiges und auf das letzte Viertel Kohlenhydrate. In der Ernährungsberatung wird entsprechend auch die »doppelte Dreierregel« angewendet, nach der die 3 Hauptmahlzeiten idealerweise immer jeweils die 3 Komponenten Gemüse (Obst), Proteinträger und Kohlenhydrate enthalten sollten.

Meine eigene Checkliste

Obwohl all diese Ansätze sehr hilfreich sind, fand ich es doch gar nicht so einfach einzuschätzen, ob ich die Zufuhr-Empfehlungen im Alltag einigermaßen umgesetzt bekomme. In der Ernährungsberatung wird die Pyramidenform in vereinfachter Form auch dazu genutzt, das eigene Verzehrverhalten zu dokumentieren. In Anlehnung an eine solche Selbstcheck-Pyramide, wie sie z. B. das Bundeszentrum für Ernährung (BZfE) für Mischköstler auf seiner Website zeigt, habe ich mir eine orientierende ovo-lakto-vegetarische Checkliste (Seite 79) zusammengestellt.

Vielleicht kann sie auch Ihnen in der ersten Zeit der Ernährungsumstellung Ihres Teenagers helfen, den Überblick zu bewahren. Das tatsächliche und später gedankliche »Durchstreichen« halber bzw. ganzer Kästchen (je nach Portionsgröße) half mir anfangs, klarer zu sehen, ob bzw. wie viel meine Tochter täglich von allen Lebensmittelgruppen konsumiert hat, ob sie ausreichend getrunken und auf die empfohlenen »5 am Tag« (siehe Kapitel »Gemüse und Obst«, Seite 63) gekommen ist. Wichtig ist am Ende die »Wochenbilanz« – wenn man die Tageseinheiten nicht immer schafft, ist das kein Beinbruch. Zu den jeweiligen Portionsgrößen und empfohlenen Mengen verweise ich ebenfalls auf das Kapitel »Gemüse und Obst«.

Die Milch- bzw. Pflanzendrink-Produkte sind in meiner Checkliste etwas mehr betont als bei der Gießener Pyramide, da nach meiner persönlichen Erfahrung diese Lebensmittelgruppe für neu-vegetarische Jugendliche als Protein- und Kalziumquelle doch recht bedeutsam sein kann. Mit zunehmendem Verzehr von dunklem Blattgemüse und alternativen Proteinquellen kann dieser Anteil dann kleiner ausfallen.

» Orientierende Eltern-Checkliste für den Einstieg in eine gut zusammengestellte Ernährung von jugendlichen Neu-Vegetariern

Orientierende Eltern-Checkliste

für den Einstieg in eine gut zusammengestellte Ernährung von jugendlichen Neu-Vegetariern

Wasser und ungesüßter Tee (à 250 ml) ☐☐☐☐☐☐

(Vollwert-) Getreide & Kartoffeln ☐☐☐☐
z.B. Brot, Haferbrei, Pseudogetreide, Pellkartoffeln, Reis, Pasta, …

Milch und Milchprodukte* ☐☐☐
z.B. Milch, Buttermilch, Käse, Frischkäse, Joghurt
*bzw. pflanzliche Alternativen

Gemüse ☐☐☐
z.B. Salat, Rohkost, Brokkoli, Spinat, Lauch, …

Obst ☐☐
z.B. 1 Apfel, 1 kleine Banane, …
in Maßen: Trockenfrüchte, Obst-/Gemüsesäfte, Smoothies

Hülsenfrüchte/Sojaprodukte + weitere pflanzliche Proteinquellen ☐
z.B. Linsen, Erbsen, Tofu, Seitan, …
Mindestens 2-3 Mal pro Woche, idealerweise täglich

TOFU

Ei nicht täglich ☐

Nüsse und Samen ☐
z.B. eine Handvoll Nussmischung, Nussmuse, Sesammus, Leinsamen

Öle und Fette ☐
2–4 EL hochwertige pflanzliche Öle, Avocado, …

Sport und Bewegung an der frischen Luft ☐

Was gibt es sonst noch zu wissen?

Über die reine Zusammenstellung der Lebensmittel hinaus gibt es noch ein paar Dinge zu wissen, die den Alltag mit Ihrem Veggie erleichtern. Die klären wir in diesem Kapitel.

Dazu gehört zum Beispiel die Gesundheit der Zähne, die für Kids und Teens keine unwichtige Rolle spielt, ob Vegetarier oder nicht. Oder wie Sie damit umgehen, wenn die ohnehin schon etwas eingeschränktere Lebensmittelauswahl durch Essensmäkeleien noch weiter reduziert wird. Und auch, wie Ihr Veggie-Teenager in besonderen Fällen wie dem Auswärtsessen oder bei Essenseinladungen zum großmütterlichen Sonntagsbraten satt wird. Für alles gibt es gute Lösungen!

Vegetarische Ernährung und Zahngesundheit

Vermutlich hat es auch Sie sehr viel Zeit und Nerven gekostet, dafür zu sorgen, dass Ihre Kinder keine oder zumindest deutlich weniger Löcher in den Zähnen haben als wir. In meiner Kindheit gab es – wenn auch selten – Butterbrot mit Zuckerbelag und im Schulkiosk wurden Brötchen mit Schokokuss-Belag verkauft. Auch die damalige Zahnpasta-Werbung implizierte, es sei die Ausnahme und nicht die Regel, wenn der Zahnarzt mal nicht bohrt. Aber das war eben lange bevor das Zahnputzkrokodil den Kindergarten besuchte, Karius und Baktus im Kinderzimmer in die Flucht geschlagen wurden und es so etwas wie ein zahnärztliches Prophylaxekonzept gab. Kein Wunder, dass bei den meisten von uns schon ein Leben lang regelmäßig und zunehmend umfassende, lästige und kostspielige Sanierungsmaßnahmen an unseren Kauwerkzeugen anstehen und Implantologie zu einem lukrativen Betätigungsfeld geworden ist.

Heute sind wir schlauer

Heutzutage ist es unstrittig, dass die Ernährung für die Gesundheit von Zähnen und Zahnfleisch eine herausragende Rolle spielt. Sie beeinflusst die Bakterienbesiedelung der Mundhöhle und den pH-Wert des Speichels und damit die Bildung bzw. Neutralisierung von Säuren, welche unsere Zahnhartsubstanz angreifen und die Mineralisation der

Zähne stören. Eine möglichst zuckerarme, ballaststoffreiche und gut zusammengestellte vegetarische Ernährung kommt unseren Jugendlichen daher auch unter diesem Aspekt zugute.

Natürlich sind aber auch dann die grundlegenden Aspekte der Kariesprophylaxe zu beachten. Die richtige Zahnpflege kann manchmal sogar den Ausschlag dafür geben, ob die positiven Effekte überwiegen, so z. B. beim Genuss von Smoothies mit hohem Obstanteil. Diese sind wegen ihres hohen Zucker- und Fruchtsäuregehalts für die Zähne ein echter Stresstest (siehe »Praktische Tipps für den Alltag« Seite 81). Nicht ohne Grund gefährdet die aktuelle Buggyfahrer-Generation durch Dauernuckeln an Saftschorlepullen und Obstmus-Quetschetütchen die bisherigen Präventionserfolge (eine befreundete Lehrerin erzählte mir neulich, dass manche Kinder in der ersten Klasse mit einem »echten« Stück Obst gar nichts anfangen können, weil sie es nur aus diesen bunten Packungen kennen!).

Essen mit Zahnspange

Viele Jugendliche werden heutzutage kieferorthopädisch behandelt. Meine Kinder wurden beide mit herausnehmbaren Apparaturen versorgt. Essen mit Zahnspange war deshalb für uns kein Thema – als netter Nebeneffekt haben sich dadurch die Snacks zwischendurch reduziert – eine gute bzw. intensivere Zahnpflege war es allerdings trotzdem. Bei festsitzenden Zahnspangen sind hinsichtlich der Ernährung einige Regeln zu beachten, da sich bei zu harter Kost die Metallteile verbiegen können und sich faserige Kost und bestimmte Lebensmittel, z. B. Nüsse, leicht in den Brackets verfangen können. Manches Problem lässt sich durch Kleinschneiden und, wenn nötig, Pürieren umgehen. Lassen Sie sich zu diesen Fragen am besten von den behandelnden Zahnmedizinern bzw. dem Praxis-Fachpersonal für zahnmedizinische Prophylaxe beraten.

Da ich Zahngesundheit für extrem wichtig halte und viele Jugendliche es mit der Zahnpflege nicht so genau nehmen, habe ich mich bei den nachfolgenden Tipps nicht nur auf ernährungsbezogene Punkte beschränkt.

Praktische Tipps für den Alltag

- (Mindestens) zweimal täglich mindestens 2 Minuten die Zähne putzen – mit geeigneter Zahnbürste und Zahnpasta (Bürste nicht zu hart und keine abrasive Zahnpasta, d. h. keine mit hoher Abriebkraft, wählen).
- Elektrische (vor allem oszillierend-rotierende) Zahnbürsten werden empfohlen, besonders, wenn manuell nicht gründlich genug geputzt wird.
- Für die Zahnzwischenräume Hilfsmittel benutzen (Zahnseide, Interdentalbürsten; wenn eine Munddusche verwendet wird, dann nur ergänzend).
- Vor allem bei erhöhtem Kariesrisiko (z. B. bei festsitzenden Zahnspangen) wird die Teilnahme an Prophylaxeprogrammen empfohlen (professionelle Zahnreinigung etc.).
- Zahnfissuren und Grübchen zum Schutz vor Karies ggf. versiegeln lassen.
- Neben einer fluoridhaltigen Zahnpasta empfehlen die zahnmedizinischen Fachgesellschaften die Verwendung von fluoridhaltigem Speisesalz.
- Bei bestehender Karies sind weitere Fluoridierungsmaßnahmen angezeigt (Lack, Gel, Mundspülungen. Lassen Sie sich hierzu zahnärztlich informieren und beraten).

- So wenig Zucker wie möglich. Süßes lieber kurz und heftig als lange an Klebrigem lutschen!
- Limonaden, Fruchtsäfte und andere saure Lebensmittel können zu Zahnschmelzerosionen führen. Daher insbesondere nach Aufnahme säurehaltiger Lebensmittel erst nach (30 bis) 60 Minuten die Zähne putzen. Gibt es z. B. an einem Schultag zum Frühstück Obst, Smoothies, Orangensaft o.Ä.: Vor dem Frühstück putzen, nach dem Essen den Mund mit Wasser ausspülen.
- Zur Anregung der Speichelproduktion Kaugummi mit zahnfreundlichen Zuckeraustauschstoffen wie z. B. Xylit kauen (nicht nach jeder Mahlzeit und nicht länger als 20 Minuten, sonst wird es für die Kaumuskulatur zu anstrengend; für festsitzende Zahnspangen konnte ich hier keine einheitlichen Aussagen finden).
- Achtung: »Zuckerfrei« bedeutet lediglich ohne Saccharose (kann aber andere Kohlenhydrate wie z. B. Fruktose enthalten) und »ohne Zuckerzusatz« bedeutet nur, dass kein zusätzlicher Zucker zugefügt wurde. Also genau auf die Packungsangaben schauen!

Das Suppenkasper-Problem

Es soll Kinder und Jugendliche geben, die nahezu alles essen! Manche werden mit einem »Es wird gegessen, was auf den Tisch kommt!« so erzogen. Andere tun dies sogar freiwillig – Neid!!!

Schon bevor unsere Tochter selbst beschloss, kein Fleisch mehr zu essen, gab mir das Essverhalten ihrer vegetarischen Freundinnen zu denken: Die eine aß keinen geschmolzenen Käse und trank keine Milch, die andere mochte keinen Salat, die dritte kein Gemüse … Zugegeben, das stellt jetzt keine repräsentative Stichprobe der vegetarischen jugendlichen Bevölkerung Deutschlands dar, aber dennoch ließen sich gewisse Herausforderungen erahnen.

Dabei habe ich schon reichlich Erfahrung mit einem schwierigen Esser, neudeutsch »picky eater«. Unser Sohn war als Kleinkind geradezu absurd wählerisch: Er aß nur farblose Lebensmittel und schon wenige dekorative Petersilienbrösel auf den Käsespätzle provozierten einen Heulanfall historischen Ausmaßes – und eine mütterliche Verfluchung des Restaurantpersonals, weil mal wieder die simple Ansage »Bitte auf keinen Fall etwas Grünes!« missachtet worden war.

Heute lachen wir darüber, damals fand ich das alles nur bedingt spaßig und mein kleiner Sohn tat mir zudem leid. Vermutlich habe ich Tage meines Lebens damit zugebracht, die bunten Zutaten aus seinen Gerichten zu fischen. Auch beide Großmütter und zahlreiche Erzieherinnen und Erzieher mussten vor seiner Einstellung kapitulieren, da war einfach nichts zu machen. Es blieb mir nichts anderes übrig, als ihm versteckt vitaminreiche Lebensmittel unterzujubeln und z. B. zum Frühstück auf einen Apfel-Möhren-Saft mit einem Schuss Acerolasaft und einem Tröpfchen Öl zu bestehen. Im Nachhinein wundere ich mich über die Akzeptanz, denn das war ganz schön orange! Ob er mit einem anderen Essverhalten in den ersten 4 Lebensjahren weniger häufig krank gewesen wäre, bleibt Spekulation. Am Ende ist er trotzdem »groß und stark« geworden. Hilfreich war auf jeden Fall ein Schuljahr in der 11. Klasse im Ausland (Geheimtipp!) bei einer sechsköpfigen, teilweise veganen Gastfamilie. Um dem Hungertod zu entgehen, fing er an, vieles zu kosten. Seitdem isst er fast alles und ich staune bis heute noch immer ungläubig, wenn er sich mit Genuss eine große Schüssel Salat einverleibt!

Anders als ihr Bruder ist unsere Tochter erst in den letzten Jahren wählerischer geworden – was uns gezeigt hat, dass der Einfluss der Eltern doch überschaubar ist. Sie stellt mich damit schon regelmäßig vor Herausforderungen (siehe auch Liste Seite 33).
Da ist es auch nur wenig tröstlich zu wissen, dass es zu früheren Zeiten durchaus sinnvoll war, Lebensmittel, die als nicht schmackhaft wahrgenommen wurden, als potenziell giftig zu verschmähen – in der Steinzeit konnte ja keiner damit rechnen, dass ich Tausende von Jahren später mein Kind dazu bringen will, bittere Kohlsorten zu lieben.

Aber erinnern wir uns mal an unsere eigene Kindheit: Mochten Sie damals schon Rosenkohl und Co.? Mir wurde beim Geruch schon übel, aber heute esse ich ihn sehr gerne.

Die durchschnittliche Zahl von Versuchen, die es braucht, bis sich der Geschmack umstellt und man dann doch etwas mag, wird mit 10 bis 15 angegeben. Manchmal braucht auch der Verdauungstrakt einige Zeit, um sich an mehr Rohkost und Ballaststoffe zu gewöhnen.

Mein Mann berichtet

So beschreibt mein Mann die Situation aus seiner Sicht:

»*Ich denke, dass man sich auch bewusst ernähren kann, ohne Vegetarier zu sein. Prinzipiell finde ich es aber positiv und unterstützenswert, dauerhaft auf Fleisch zu verzichten. Allerdings haben Jugendliche, die sich dafür entscheiden, Vegetarier zu werden, dann auch ein Stück weit die Verantwortung, selbst für ihre Verpflegung zu sorgen, und sie können nicht davon ausgehen, dass sich ihre Umgebung immer an sie anpasst: Wer reif genug ist, sich gegen etwas zu entscheiden, sollte auch reif genug sein, sich um gute Alternativen zu kümmern und sich z.B. auch selbst mal was zu kochen, wenn einem das Familienessen nicht schmeckt.*

Seit sich meine Tochter und meine Frau vegetarisch ernähren, esse auch ich zu Hause kaum noch Fleisch oder Wurst. Die vegetarische Küche ist ja sehr vielseitig und ich mag das meiste davon, entsprechend empfinde ich das nicht als Einschränkung. Bei Bedarf kann ich ja auch mal auswärts ein Fleischgericht essen. Meine Rolle in der Ernährung meiner Tochter?« (lacht und zuckt die Schultern) »Wohl primär Geld ranschaffen, damit wir uns das ganze Bio-Gedöns leisten können! Ich fordere unsere Tochter zwar immer wieder auf, Neues zu probieren oder ungeliebten Sachen eine zweite Chance zu geben, aber richtig erfolgreich bin ich da nicht. Vermutlich funktioniert das besser über andere Vorbilder wie ihren Bruder oder Freundinnen. «

Praktische Tipps für den Alltag

- Legen Sie gemeinsam eine Liste der Nahrungsmittel und Gerichte an, welche Ihr Teenager mag und welche nicht (siehe auch im Kapitel »Sehen Sie es als Chance!« Seite 32). Sie werden vermutlich erstaunt sein, welche Möglichkeiten sich dadurch eröffnen!
- Servieren Sie weniger Beliebtes (z.B. Salat/Rohkost) vor der Hauptmahlzeit, solange der Hunger noch groß ist.
- Kombinieren Sie Bewährtes mit Neuem (Stichwort »Trojanisches Pferd«).
- Machen Sie Salate mit leckeren Salatdressings an (siehe Rezepte Seite 120).
- Reichen Sie leckere Dips zu Gemüsesticks (siehe Rezepte Seite 124).
- Erarbeiten Sie sich ein Standard-Repertoire vegetarischer Gerichte, die sich unkompliziert zubereiten lassen und der ganzen Familie schmecken.
- Bereiten Sie Mahlzeiten im Picknick-Stil zu, so dass sich jedes Familienmitglied aus einzelnen Zutaten seine Mahlzeit individuell zusammenstellen kann.
- Bieten Sie immer wieder weniger bzw. Ungeliebtes an und animieren Sie Ihren Sohn oder Ihre Tochter, Neues zu probieren.
- Geben Sie Ihrem Jugendlichen möglichst häufig Gelegenheit, in fremde Kochtöpfe zu schnuppern und Unbekanntes außerhalb des Elternhauses auszuprobieren. Nehmen Sie eine(n) – unkomplizierten – Freund/Freundin Ihres Kindes in ein vegetarisches Restaurant mit – das verhindert Gemeckere und motiviert, Neues auszuprobieren.
- Entkoppeln Sie Gespräche über problematisches Essverhalten von der konkreten Esstisch-Situation.
- Unterschätzen Sie nicht Ihre Vorbildfunktion!
- Bleiben Sie so entspannt wie möglich und geben Sie auf!

Noch ein paar pragmatische Alltagstipps und -tricks

Zu einer guten Ernährung gehört natürlich mehr als eine gelungene Zusammenstellung und Zubereitung gesundheitsförderlicher Lebensmittel. Oft zwingen einen auch äußere Umstände dazu, von Idealvorstellungen abzuweichen. So ist es wünschenswert, dass Ihr Teenager morgens das Haus mit etwas im Magen verlässt, manche bekommen aber trotz bestem Willen so früh noch nichts runter. Oder Ihr Alltag ist regelmäßig so eng getaktet, dass es eben meistens schnell gehen muss. Vielleicht ist der der ein oder andere nachfolgende Tipp für Sie hilfreich.

Tipps für den Alltag

- Routine hilft: Machen Sie zusammen mit Ihrem Jugendlichen einen Wochenplan, füllen Sie entsprechend die Speisekammer bzw. die Tiefkühltruhe, sodass Sie sich nicht jeden Tag neu den Kopf zerbrechen müssen.
- Kochen Sie Geeignetes in größeren Mengen oder vor.
- Binden Sie Ihren Teenager nicht nur bei der Planung der Mahlzeiten, sondern auch bei Einkauf und Zubereitung ein. Das entlastet Sie und bereitet Ihr Kind auf ein eigenständiges Leben vor.
- Halten Sie für »Notfälle« Zutaten für ein einfaches und schnelles Gericht vorrätig.
- Auch wenn Sie noch so beschäftigt sind, versuchen Sie, regelmäßig als Familie gemeinsam mit Ihren Teenagern zu essen, das sind einfach zu kostbare Momente für Gespräche und Kontakt (irgendwann sind sie weg und vielleicht werden Sie es dann bedauern!).
- Schaffen Sie eine angenehme Atmosphäre beim Essen – ein Blümchen, eine Kerze,

schönes Geschirr, ein nett arrangierter Gemüse- oder Käseteller machen bereits einen großen Unterschied.
- Lassen Sie sich alle nicht von Radio, Fernsehen, Smartphone etc. ablenken.
- Für Zwischendurch-Kühlschrank-Räuber: Platzieren Sie Reste und weniger Beliebtes immer so, dass Ihr Teenager beim Öffnen der Kühlschranktür quasi darüber stolpert – so nutzen Sie die in dieser Lebensphase naturgegebene Bequemlichkeit und mangelnde Ausdauer bzw. Talentfreiheit beim Suchen geschickt aus.

»Patchmeal«-Familien

Wächst Ihr Teenager in einem Umfeld auf, in dem gerne und unter Umständen sogar reichlich Wurst, Fleisch und Fisch verzehrt werden? War es darüber hinaus schon immer eine Herausforderung, ein Essen auf den Tisch zu bringen, welches bei allen Familienmitgliedern gut ankommt? Vielleicht haben Sie dann verständlicherweise das Gefühl, dass die Ernährungsumstellung Ihres Sohnes bzw. Ihrer Tochter dieser Misere ein Krönchen aufsetzt. Aber wissen Sie was: Sie können und müssen nicht alle wunschlos glücklich (und zum Vegetarier oder zu beidem) machen und schon gar nicht von heute auf morgen! Tasten Sie sich langsam heran, holen Sie sich Anregungen und Unterstützung – am Ende werden alle etwas davon haben, versprochen!

Wie Sie wissen, bin ich selbst nicht mit dem goldenen Kochlöffel in der Hand zur Welt gekommen und mache das leider auch nicht durch kulinarische Raffinesse und Kreativität wett. Mein Einstieg in die vegetarische Küche gestaltete sich im Wesentlichen so, dass ich erst einmal unsere gewohnten Familiengerichte sowohl als nicht vegetarische als auch als vegetarische Variante zubereitet habe. Das machte zwar mehr Arbeit, wirkte sich aber positiv auf die gegenseitige Akzeptanz und letztendlich auch auf meine Kochkünste aus. Mittlerweile habe ich mir einen Fundus an vegetarischen Gerichten erarbeitet, der auch den omnivoren Familienmitgliedern mundet – manchmal sogar besser als die Fleischversion. Auch unsere Tochter steuert zunehmend Ideen und Selbstgemachtes zu unserem Speiseplan bei.

Praktische Tipps für den Alltag

- Vegetarische Fleisch- und Fischalternativen können Ihnen beim Kochen den Einstieg erleichtern (Inhaltsstoffe studieren, siehe auch Rezepte Seite 96).
- Nutzen Sie Kochbücher bzw. Rezepte für Gerichte, die sich (parallel) vegetarisch und nicht vegetarisch zubereiten lassen.
- Stellen Sie sich langsam eine kleine Sammlung vegetarischer Lieblings-Familiengerichte zusammen; auch solche, die sich (besonders) schnell zubereiten lassen.
- Halten Sie als unkomplizierte Alternative einen Vorrat an vegetarischen Saucen, portionsweise eingefrorenen Suppen und Mahlzeiten vor.
- Orientieren Sie sich an den »Was ich gerne mag«-Listen (siehe Kapitel »Sehen Sie es als Chance« Seite 32) und bauen Sie den Obst- und Gemüseanteil langsam, aber beharrlich für alle aus.
- Unterstützung von außen: Machen Sie sich z. B. stark für ein gesundheitsförderndes vegetarisches Schulessen!

Mein Sohn berichtet

Mein mittlerweile 20-jähriger Sohn berichtet aus seiner Sicht zum Thema »vegetarische Schwester«:

» Meine Schwester war nie ein großer Fan von Obst und Gemüse, deshalb war ich überrascht, dass sie nicht nach einer Woche schlappgemacht hat und das durchzieht, Respekt! Allerdings dachte ich auch: ›Hoffentlich kriegt sie das gut hin und stirbt nicht mit 13 an Skorbut.‹ Nein, Quatsch, aber ich hab mich eben an mein Auslandsjahr erinnert. Meine Gast-Zwillingsschwestern haben als Studienprojekt eine zweiwöchige vegane Testphase mitgemacht und sind dabei geblieben. Nach ein paar Monaten ging es einer von ihnen aber körperlich und auch psychisch richtig schlecht. Das lag wohl an einem heftigen Nährstoff- oder Vitaminmangel. Die Familie hat sich dann genauer über vegane Ernährung informiert. Daher weiß ich, dass es schon krasse Auswirkungen haben kann, wenn man sich nicht gut ernährt.

Wenn meine Mutter länger gearbeitet hat, saß meine Schwester oft nachmittags mit gelatinefreiem Süßkram vor dem Fernseher und hatte dann keine Lust mehr, mit mir zusammen was Richtiges zu essen. Ich hab das in ihrem Alter allerdings auch nicht anders gemacht, nur eben mit gelatinehaltigen Gummibärchen« (grinst). »Meine Mutter hat sich voll in diese Nährstoffsache reingehängt, meine Schwester hat da wenig Initiative gezeigt. Aber dann muss man eben die Folgen auch selber ausbaden, wenn man sich selbst zu wenig kümmert. Ich fand es nicht schlecht, dass weniger Fleisch auf den Tisch kam, in der Zeit habe ich mich gesünder ernährt.

Ich selbst habe nie ernsthaft daran gedacht, Vegetarier zu werden. Das ist mir zu viel Aufwand mit dem Checken, ob ich genug B-Vitamine und sowas bekomme. Jetzt, wo ich alleine lebe, ernähre ich mich phasenweise schlecht. Ich jobbe derzeit als Heckenschneider und durch die schwere körperliche Arbeit muss ich Unmengen essen. Wenn möglich, kaufe ich Biofleisch, aber manchmal auch reduziertes Fleisch, das nicht aus ökologischer Landwirtschaft kommt, denn es ist ja immer noch besser, es wird gegessen als weggeschmissen. Meeresfisch geht gar nicht wegen der Überfischung.

Ich habe nur einen einzigen Freund, der sich wirklich gut und überwiegend vegetarisch ernährt, die anderen Vegetarier machen sich nicht besonders viele Gedanken zu ihrem Mikronährstoffhaushalt, das machen nur die Sportfanatiker. Ich glaube, wenn man jung ist und spontan lebt, ist das mit der guten Ernährung schwieriger. Zum Glück gibt es in der Uni-Mensa gutes Essen, immer auch vegane und vegetarische Gerichte. «

Der Sonntagsbraten bei den Großeltern

Wir sind in der glücklichen Lage, dass beide Großmütter (die Großväter leben leider nicht mehr) sehr positiv und offen damit umgehen, dass eines ihrer Enkelkinder sich jetzt vegetarisch ernährt. Sind sie doch in Zeiten aufgewachsen, in denen gehungert wurde und ein Sonntagsbraten etwas ganz Besonderes war. Gerade in der Generation der Kriegs- und Nachkriegskinder nimmt Fleisch folglich für viele einen wichtigen Stellenwert in der Ernährung ein. Insbesondere die Männer – wie in allen anderen Altersgruppen auch – verzehren erhebliche Mengen der jährlich in Deutschland konsumierten Wurst- und Fleischwaren. Es muss einen daher nicht verwundern, wenn ein freiwilliger Verzicht auf Unverständnis stößt, man(n) von jahrzehntelang gepflegten und lieb gewonnenen Essgewohnheiten nicht abweichen mag und dem Vegetarismus mit einer ordentlichen Portion Skepsis oder gar mit Misstrauen begegnet.

Widerstehen Sie dann dem Drang, zu missionieren (bzw. freuen Sie sich, falls Ihr Umfeld offen und interessiert an Ihren Erfahrungen ist!). Erfahrungsgemäß kann offene oder auch nur als solche verstandene Kritik am Ernährungsverhalten oder Lebensstil anderer oder gar der Hinweis auf moralisch-ethische Aspekte der Nutztierhaltung zu erstaunlich emotionalem Verteidigungsverhalten führen (möglicherweise ist es besser, solche potenziellen »Tretminen« gerade bei Familienzusammenkünften zu meiden – sicher gibt es noch genug andere Themen, zu denen es sich hervorragend streiten lässt …). Und Sie wissen ja jetzt selbst, wie mühsam sich Essenseinstellungen und Ernährungsgewohnheiten ändern lassen!

Die nachfolgenden Tipps für einen entspannten Umgang lassen sich natürlich auch auf Ihr sonstiges soziales Umfeld anwenden.

Praktische Tipps für den Alltag

- Informieren Sie Ihre Verwandtschaft sachlich über die neuen Ernährungsgewohnheiten Ihrer Tochter bzw. Ihres Sohnes.
- Weisen Sie ggf. freundlich aber bestimmt darauf hin, dass Überredungs- oder gar Täuschungsversuche bezüglich eines Fleischverzehrs nicht erwünscht sind.
- Entkrampfen Sie die Gastgeber, indem Sie ihnen versichern, dass kein Extra-Aufwand erforderlich ist.
- Machen Sie vielmehr das Angebot, selbst etwas mitzubringen, wenn Sie vermuten oder wissen, dass für Ihr vegetarisches Kind wenig oder nichts Passendes zu Essen dabei sein wird.
- Je nach Resonanz könnten Sie auch anbieten, für alle Gäste etwas Vegetarisches zum Menü beizusteuern.
- Bleiben derartige Signale aus, kann es dennoch hilfreich sein, etwas mehr mitzunehmen, damit Sie auf Wunsch (!) eine kleine Kostprobe anbieten können.
- Nehmen Sie kritische und möglicherweise unqualifizierte Kommentare gelassen auf und machen Sie kein großes Ding daraus.
- Versuchen Sie, gemeinsam mit Ihrem Kind informiert auf eventuelle Fragen zum Vegetarismus zu antworten.
- Zeigen Sie Ihrem Kind auch in dieser Situation, dass Sie seine Entscheidung respektieren. Selbst wenn Sie mit dieser nicht ganz glücklich sein sollten, nutzen Sie bitte nicht die Gelegenheit, sich mit Kritikern zu solidarisieren.
- Besteht echtes Interesse am Thema, empfehlen oder verschenken Sie bei nächster Gelegenheit doch einfach dieses Buch!

Die Großmutter berichtet

So antwortete meine 85-jährige Mutter auf die Frage, wie sie die Entscheidung ihrer Enkeltochter fand, Vegetarierin zu werden:

» *Von ihrem Entschluss war ich – wenn auch nicht unangenehm – überrascht. Aber das kann ja jeder für sich entscheiden und im Grunde genommen ist das ja eine gesunde Ernährung. Ich finde es auch toll, dass meine Tochter das mit ihr zusammen macht. Was mein verstorbener Mann, ihr Opi, dazu gemeint hätte? Er hätte gesagt: ›Musst du den Spleen jetzt auch noch mitmachen?‹ (lacht). »Schade finde ich, dass sie keinen Fisch isst, denn der ist einfach gesund. Meine Enkelin ist da aber ganz konsequent. Wenn sie mich besucht, ernähre ich mich auch vegetarisch, das bekommt mir auch. Fisch esse ich dann aber noch. Ich esse aber auch sonst nicht so viel Fleisch und Wurst, nur ganz selten.*

Wenn mein Enkelkind da ist, ist mir allerdings der Speisezettel jetzt nicht reichhaltig genug. Da stoße ich beim Kochen oft an meine Grenzen. Auch deshalb, weil das Angebot an vegetarischen Lebensmitteln hier auf dem Land begrenzt ist, z. B. gibt es kaum solche alternativen Fleischprodukte und ansonsten kenne ich mich auch zu wenig aus mit der vegetarischen Küche. Wenn ich mir von einer Fee dazu etwas wünschen dürfte? Ein besseres Angebot in meinem Supermarkt und einfache Rezeptideen, z. B. ein Kochbuch. «

Entspannt auswärts und im Urlaub essen

Ein Leben in der Großstadt hat den Vorteil, dass uns eine Fülle von Restaurants und Imbissen zur Verfügung steht, die gutes Essen für Vegetarier anbieten. Was das für ein Luxus ist, wird mir oft schmerzlich bewusst, wenn wir im Urlaub unterwegs sind oder in Süddeutschland unsere Familien auf dem Land besuchen. Nach einigen frustrierenden Erfahrungen, bei denen es weder den Fleischessern noch den Vegetariern schmeckte, wurde mir klar: Es lohnt sich, gut vorbereitet zu sein. Zum Glück ist auch hier das Internet eine große Hilfe (siehe Kapitel »Praktische Tipps für den Alltag« Seite 89, den Recherchepart können natürlich auch Ihre Teenager übernehmen).

Bei der Planung eines Mutter-Tochter-Urlaubs auf Kreta habe ich mir gezielt die Bewertungen zur Verpflegung angesehen. Es gibt doch kaum etwas Unentspannteres als Urlaub mit hungrigen, maulenden Teenagern (na ja, Urlaub ohne WLAN vielleicht). Die sonst von uns nicht favorisierte »All Inclusive«-Variante war perfekt: Am Buffet gab es eine große und recht abwechslungsreiche Auswahl an vegetarischen Speisen, Salaten, Rohkost, Oliven, Nüssen, Joghurt und Schafskäse, und das – besonders wichtig für Teenagermägen – mehrmals täglich und in unerschöpflichen Mengen!

Praktische Tipps für den Alltag

- Wählen Sie Lokalitäten, die naturgemäß (auch) vegetarische/vegane Landesküche anbieten, z.B. indische, thailändische, vietnamesische, italienische oder israelische Restaurants.
- Diverse Internetseiten bzw. Apps zeigen geeignete Restaurants in der Nähe an. Zu den bekanntesten unter den kostenlosen zählen Happy Cow (www.happycow.net, englischsprachig) und vanilla bean (www.vanilla-bean.com, auch auf Deutsch).
- Reservieren Sie sicherheitshalber einen Tisch, damit sich nicht alle schon freuen und es dann keinen freien Platz gibt.
- Bei Einladungen bzw. Verabredungen: Wenn möglich, checken Sie vorab im Internet die Speisenkarte. Fragen Sie ggf. telefonisch nach, ob Sonderwünsche erfüllt werden können. Das kann den Bestell-Stress im Restaurant für alle erheblich minimieren.
- Durchsuchen Sie mit Suchfunktion Ihres Computers (Tastenkombination <strg> bzw. <cmd> und <f>) die Bewertungen von Urlaubsunterkünften nach »vegetar« bzw. »vegan«.
- Nehmen Sie für Urlaub mit Selbstverpflegung ein paar vegetarische Basics für den »Notfall« mit, z.B. Sojaschnetzel, portionierte Brotaufstriche und Gemüsebrühe.

Lassen Sie sich helfen und suchen Sie Rat

Dieses Buch möchte Ihnen Anregungen und Hilfestellung für die Ernährungsumstellung Ihres vegetarischen Teenagers geben. Sofern Sie nicht schon zuvor ausgewogen und gesund oder gar vollwertig gekocht und gegessen haben, ist es aber keine Kleinigkeit, das gut hinzubekommen. Ich habe jetzt ein ganzes Buch zum Thema geschrieben und muss vieles selbst immer wieder nachschlagen! Scheuen Sie sich nicht, sich bzw. Ihrem Teenager helfen zu lassen. Falls Ihr/Ihre Kinder- und Jugendarzt/ärztin nicht bereits mit einer Fachkraft zusammenarbeitet, wenden Sie sich idealerweise an eine zertifizierte Ernährungsfachkraft (Ökotrophologe/in, Diätassistent/in, Diätologe/in) mit entsprechender Fortbildung zu vegetarischen Ernährungsformen, zu finden z.B. über die im Anhang (Seite 147) aufgelisteten Organisationen und Institutionen (ohne Anspruch auf Vollständigkeit). Fragen Sie vorab bei Ihrer Krankenkasse nach, ob sie sich an den Kosten beteiligt.

Und wo ist jetzt der Haken?

Abhängig von Ihren Vorkenntnissen und Vorlieben kann die Begleitung Ihres Kindes ins Vegetarier-Leben einem gemütlichen Spaziergang oder eher einer kräftezehrenden Bergwanderung gleichen – ich selbst würde mich als Mittelgebirgswanderin bezeichnen. Ich hoffe, ich konnte Ihnen ein paar Höhenmeter ersparen!

Aber wie auch immer, Jammern hilft nichts, denn eine echte Wahl haben Sie nicht. Für die gute Entwicklung eines Jugendlichen sind viele Dinge wichtig, aber die Ernährung ist dabei ein ganz zentrales Element – egal, ob Ihr Kind Vegetarier ist oder nicht.

Die Kosten

Kritiker argumentieren manchmal mit höheren Kosten einer vegetarischen Ernährung. Wenn Ihnen Herkunft und Qualität Ihrer Lebensmittel bereits zuvor schon wichtig waren, macht es für Sie vermutlich kaum

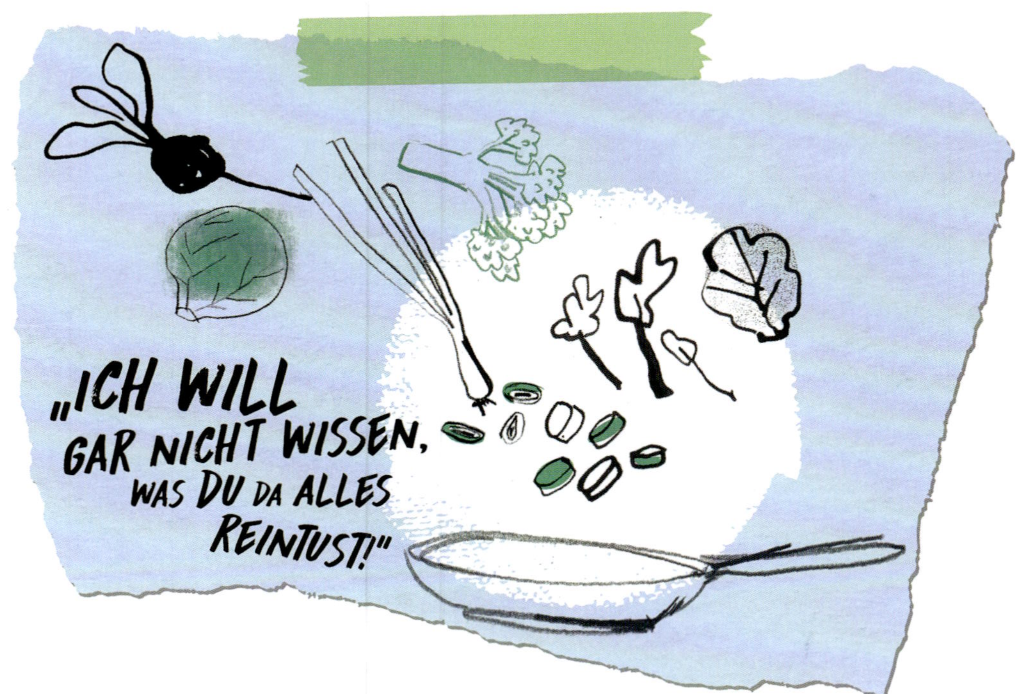

oder nur einen geringen Unterschied, ob Sie nun Ihr Geld für qualitativ hochwertige Fleisch- und Fisch-Mahlzeiten oder aber für vegetarische Kost ausgeben. Vielleicht haben Sie aber auch erst jetzt angefangen, mehr auf Qualität zu achten bzw. Ihren Speiseplan um diverse hochwertige und damit höherpreisige Lebensmittel zu ergänzen. Dann werden Sie jetzt spürbar mehr Geld beim Einkaufen ausgeben.

Frische, möglichst unbehandelte Lebensmittel, die idealerweise regional und unter fairen Bedingungen produziert und vertrieben werden, haben ihren Preis. Aber auch hier gibt es durchaus große Schwankungsbreiten und einiges Einsparpotenzial. Wohlüberlegtes und saisonorientiertes Einkaufen beispielsweise lohnt sich – es müssen nicht Spargel und Tomaten im Dezember oder die exotischen »Superfood«-Beeren vom anderen Ende der Welt sein. Auch Tiefkühlware ist oftmals eine hilfreiche Option.

Die Verfügbarkeit

Was die Verfügbarkeit anbelangt: Heutzutage finden Sie in Deutschland überall ein großes Angebot vegetarischer Lebensmittel, z. B. in gut sortierten Supermärkten, in Reformhäusern, auf Wochenmärkten sowie – für Haltbares – in Drogeriemärkten (und natürlich auch im Internet).

Was Sie, vor allem zu Beginn der Umstellung, sicher auch benötigen werden, sind Zeit und Geduld. Morgens brauche ich schon 10 bis 20 Minuten länger, um einen Smoothie oder Gemüse-Obst-Saft und ein Porridge zu machen. Aber auch das geht einem bald schnell von der Hand, Gleiches gilt für das Kochen neuer Gerichte mit ungewohnten Zutaten oder Gerätschaften. Auch bei der Wahl verarbeiteter Lebensmittel werden Sie bei der Erfassung der Zutatenliste bzw. Inhaltsstoffe mit der Zeit geübter werden.

Ich bin sicher, nicht nur Ihr Teenager, sondern Sie selbst bzw. die ganze Familie werden von der Entscheidung Ihres Kindes profitieren.

Helferlein in Küche und Haushalt

Gutes Handwerkszeug in der Küche erleichtert das Leben erheblich, bringt mehr Spaß beim Kochen und ermöglicht Ihnen auch neue und der Gesundheit zuträglichere Zubereitungsarten. Denken Sie daran, dass Sie all diese Dinge über viele Jahre nahezu täglich nutzen werden. Ihre Helferlein sollten ohne mühsames Freilegen aus der hintersten Küchenschrankecke griffbereit, leicht von allen Familienmitgliedern bedienbar und vor allem einfach – idealerweise in der Spülmaschine – zu reinigen sein. Ich bin leider berühmt-berüchtigt für meinen etwas grobmotorischen und ungeduldigen Umgang mit technischen Geräten, daher sind für mich auch simple Bedienung, Robustheit sowie der unkomplizierte Erhalt von Ersatzteilen wichtige Kriterien.

Machen Sie sich vor jeder Neuanschaffung Gedanken über die vorgesehene Nutzung und Ihre Erwartungen (soll heißen: besser keine Spontankäufe!). Alleskönner verlocken oft mit vielen Funktionen, überlegen Sie sich gut, welche davon Sie wirklich benötigen und ob die Maschine diesen Zweck mit einer ausreichenden Leistung erfüllt. Für viele ist auch die Optik ein wichtiger Punkt und es stellt sich die Frage, ob es die 20 Euro Ersparnis wert sind, jahrelang einen neonfarbenen Blickfang in Ihrer Küche stehen zu haben!

Lassen Sie sich beraten

Schauen Sie sich in den Küchen Ihrer (vegetarischen) Freunde um und fragen Sie sie nach ihren Erfahrungen. Vielleicht können Sie mal zusammen kochen oder sich auch eines der Geräte ausleihen (solange Sie dann nicht wie ich aus Versehen das Kabel des Entsafters anschneiden). Zu vielen Geräten gibt es im Internet Anwendungsvideos, und auch – zumindest die »echten« – Bewertungen in Online- und unabhängigen Testportalen sowie Tipps der Verbraucherzentralen können bei der Entscheidung helfen.

Nachfolgend liste ich beispielhaft Gerätschaften auf, die aus meiner Sicht in einem (vegetarischen) Haushalt eine echte Daseinsberechtigung haben (nebenbei bekommen Sie so vielleicht eine Idee, was Sie sich zum nächsten Geburtstag wünschen oder sich als Familie zu Weihnachten gönnen könnten!).

Diese Helferlein sind sinnvoll

- Wirklich gute Messer für Gemüse, Obst, Käse, Brot ... und ein Messerschärfer,
- ein Pürierstab für die Zubereitung von Suppen, Saucen und Dips,
- ein hitzestabiler Stand- oder Smoothiemixer,
- ein »Food Processor« (gibt es auch als Ergänzung zu bestimmten Küchenmaschinen), vor allem, wenn Sie regelmäßig größere Mengen Gemüse schnippeln oder Aufstriche, Pasten, Pesto, Nussmuse, Ta-

bouleh u. Ä. zubereiten. Für mich mittlerweile ein unverzichtbares Tool!
- ein Spätzleschaber mit Brett oder eine Spätzlereibe,
- ein Gemüsehobel und evtl. ein Spiralschneider für Gemüsepasta,
- eine gute beschichtete Pfanne (spart Fett und Nerven),
- ein Wok (damit lassen sich schnell gesunde Gemüsegerichte zubereiten),
- ein Raclette-Gerät (ideal, wenn Sie Vegetarier und Fleischesser zusammen bewirten möchten) (siehe auch Rezepte Seite 112),
- eine Salatschleuder (zur Rettung der wasserlöslichen Vitamine),
- ein ausreichend großer, übersichtlich und klug aufgeteilter Kühlschrank mit geeigneten Verstaumöglichkeiten für frische Lebensmittel (ich freue mich täglich über mein Null-Grad-Feuchte-Gemüsefach, in dem sich die kälteliebenden Obst- und Gemüsesorten soooo viel länger halten!),
- Eiswürfelbehälter für portionsweises Einfrieren von Saucen, Kräutern, Kokosmilchresten etc.,
- schöne Frischhaltebehälter, idealerweise mikrowellen-/backofen-/spülmaschinengeeignet und aus Glas – dann sieht jeder Kühlschrankräuber sofort den leckeren Inhalt, und Sie können auch darin servieren,
- eine schöne Wasserkaraffe,
- eine leistungsstarke Zitruspresse für frischen Orangensaft,
- ein Entsafter für die Zubereitung frischer Obst- und Gemüsesäfte (ich habe mir nach langem Zögern eine Küchenmaschine mit einem Slow Juicer angeschafft, der aus Obst und Gemüse jeden Tropfen herauspresst),
- ein Dörrapparat, besonders, wenn Sie eigenes Obst verwerten möchten,
- Pausenbrotboxen, die leicht und gut verschließbar sind und einen transparenten Deckel haben – das ist appetitanregend und in der Schule bleibt alles frisch und knackig.

Zu den Rezepten

Die folgenden Rezepte sind geschmacklich eher »brav«, denn es soll in erster Linie Ihrem Jugendlichen und möglichen Geschwistern schmecken. Ungewöhnliche Geschmackserlebnisse für den gelangweilten erwachsenen Gaumen werden Sie daher hier nicht finden. Es handelt sich um eigene Rezepte bzw. Rezepte aus der Familie oder meinem Freundeskreis.

Seien Sie flexibel und neugierig!

Lassen Sie sich inspirieren, Sie können alles nach Ihren Bedürfnissen und Vorlieben abwandeln. Sobald Sie erfahrener sind oder wenn Sie sowieso schon immer gerne anspruchsvoller gekocht haben, finden Sie für jede Geschmacksrichtung in jeder gut sortierten Buchhandlung herrliche Kochbücher voller raffinierter vegetarischer Gerichte aus allen Ländern dieser Erde. Auch im Zeitschriftenhandel werden Sie fündig werden, oder Sie lassen sich von den Rezeptideen in den kostenlosen Magazinen der Biosupermärkte inspirieren. Und natürlich ist auch das Internet eine unerschöpfliche Quelle. Mittlerweile bieten viele Rezeptseiten die Möglichkeit, Wunschzutaten auszuwählen, für welche Sie dann geeignete Kochideen vorgeschlagen bekommen (siehe beispielhafte Auswahl im Literaturverzeichnis Seite 146).

Ein paar Worte zu Mengen, Aufwand und Zutaten

Die Rezepte sind in der Regel für 4 Personen berechnet, aber das ist natürlich relativ. Mein Sohn isst zum Beispiel eine vielfache Menge von dem, was seine Großmütter verspeisen. Aber Sie wissen ja selbst am besten, wie viel Pasta, Reis oder Kartoffeln es für Ihre Familie so in etwa für eine Mahlzeit braucht. Passen Sie die Rezepte mengenmäßig einfach entsprechend an.

Es war mir ein Anliegen, den zeitlichen Aufwand überschaubar zu halten und Zutaten zu verwenden, die Sie gut vorrätig halten und eigentlich überall kaufen können. Dosen-/Gläser-/Tiefkühlware können Sie selbstverständlich sehr gerne durch frische (bzw. bei Hülsenfrüchten durch getrocknete, zuvor eingeweichte und gekochte) Lebensmittel ersetzen.

Bitte haben Sie Verständnis dafür, dass ich auf die Nennung von Markennamen verzichte. Die von verschiedenen Herstellern angebotenen Produkte unterscheiden sich allerdings teilweise in der Zubereitung. Studieren Sie daher immer sorgfältig die Packungsangaben und passen Sie die Mengen gegebenenfalls an.

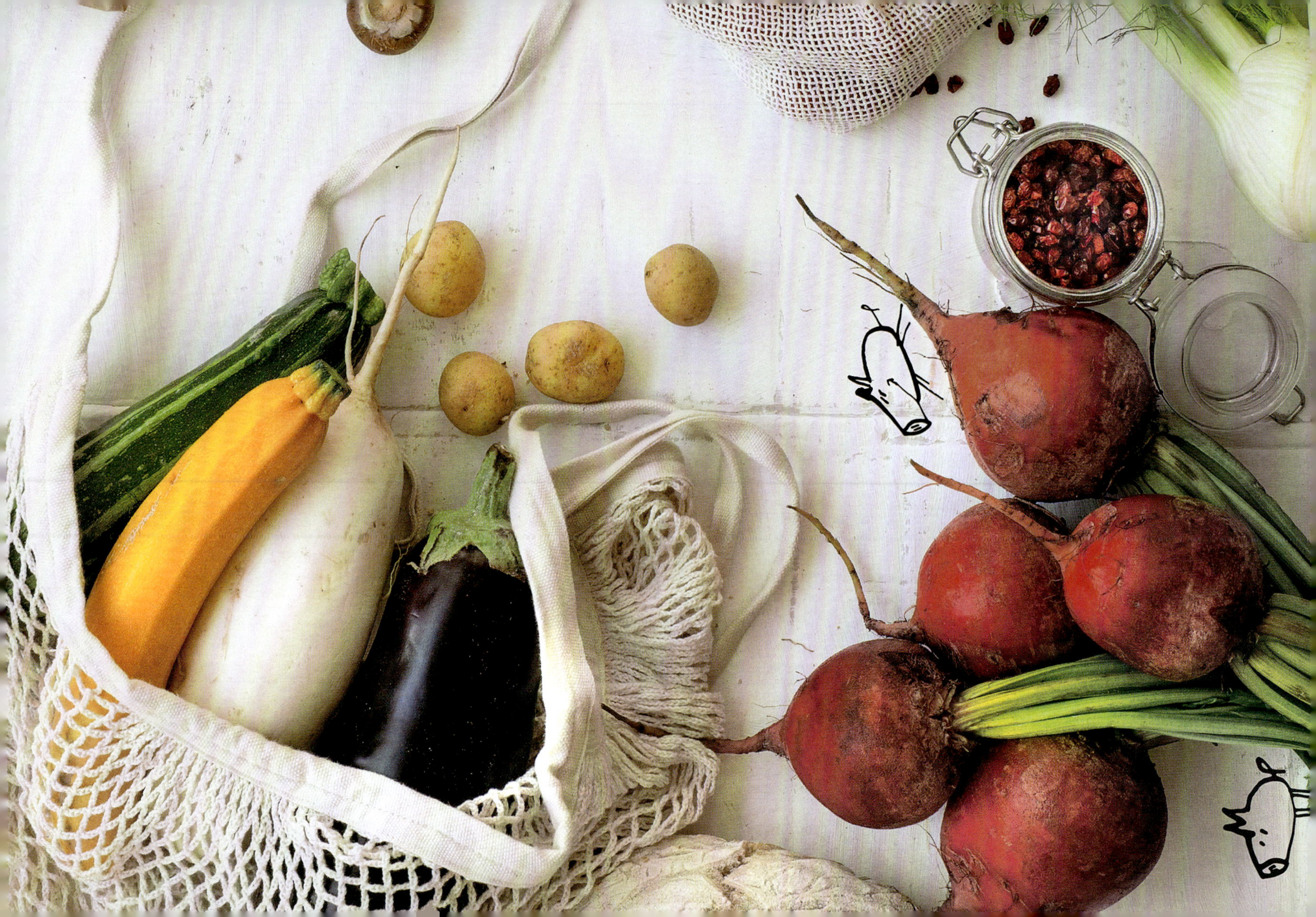

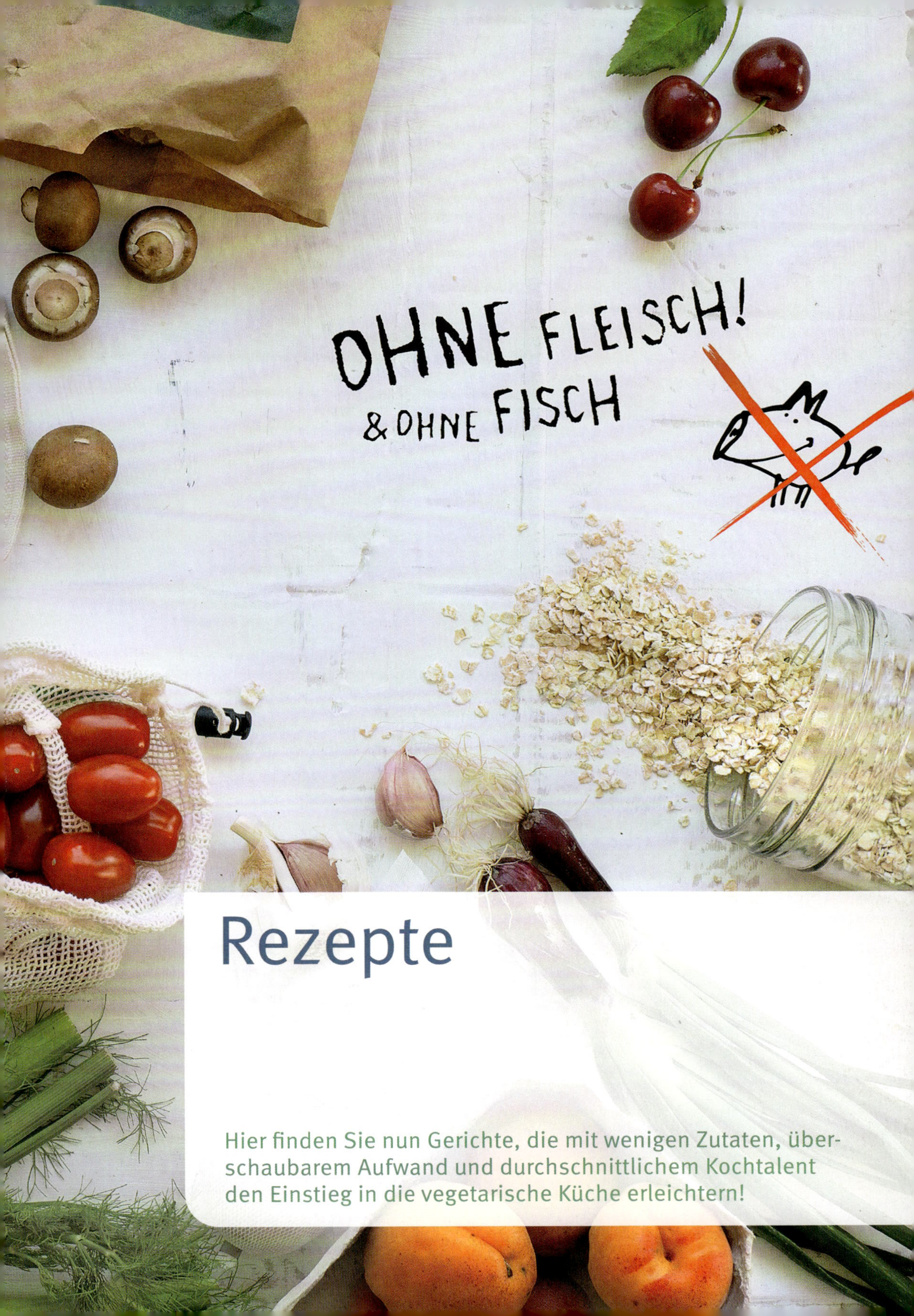

Rezepte

Hier finden Sie nun Gerichte, die mit wenigen Zutaten, überschaubarem Aufwand und durchschnittlichem Kochtalent den Einstieg in die vegetarische Küche erleichtern!

»Fleischersatz«-Rezepte mit Soja

Bei der Umstellung auf vegetarische Ernährung habe ich besonders die unkomplizierte Verwendung von Hackfleisch vermisst. Texturiertes Soja in Form von Granulat oder sehr feinen Schnetzeln lässt sich wie Hackfleisch verarbeiten und war daher für mich als Einstieg eine wunderbare Alternative. Sie bekommen es heutzutage in jedem gut sortierten Super- oder Drogeriemarkt.

Granulat ist in der Konsistenz dem Hackfleisch noch etwas ähnlicher als Schnetzel. Mit groben Sojaschnetzeln lassen sich Gerichte wie vegetarisches »Gyros« und »Geschnetzeltes« zubereiten. Die Produkte können sich im Geschmack und in der Verarbeitung unterscheiden, so z. B. hinsichtlich der Endmenge nach dem Quellen und der Bissfestigkeit (ich habe auch schon Rezepte gesehen, in denen auf das Vorquellen von Granulat verzichtet wird, dann ist es noch etwas bissfester). Lassen Sie sich bitte nicht abschrecken, wenn Sie beim ersten Mal nicht gleich glücklich sind, sondern probieren Sie einfach ein anderes Produkt aus. Falls etwas übrigbleibt oder Sie vorkochen möchten, können Sie die Saucen und das Chili portionsweise einfrieren.

Für Liebhaber der griechischen Küche

Vegetarisches Gyros

4 Portionen
⏲ 25 Minuten

150 g grobe Sojaschnetzel, entspricht gequollen etwa der dreifachen Menge • 550 ml kräftige heiße Gemüsebrühe • 3 große rote Zwiebeln (ca. 300 g) • 2–3 EL Olivenöl • 2 EL Tomatenmark • 1 gehäufter EL Gyros-Kräuterwürzmischung (Bioladen) • Salz • frisch gemahlener schwarzer Pfeffer • 6 EL Sojasauce (z. B. salzarmes Tamari, entspricht ca. 40 ml) • Kräuterquark (Rezept Seite 125) oder Tsatsiki

- Sojaschnetzel mit 450 ml heißer Gemüsebrühe übergießen, 10 Minuten quellen lassen, ggf. überschüssige Flüssigkeit ausdrücken und abschütten (nach Packungsanleitung vorgehen und ggf. in Gemüsebrühe aufkochen, da unterscheiden sich die Produkte).

- Zwiebeln schälen, halbieren und in sehr feine Scheiben schneiden.

- Sojaschnetzel in einer großen beschichteten Pfanne im Olivenöl kräftig anbraten. Zwiebeln dazugeben und mitbraten. Dann auch Tomatenmark und Gewürze dazugeben und kurz mit anbraten.

- Mit Sojasauce und restlicher Gemüsebrühe (100 ml) ablöschen und kurz einkochen lassen.

- Unbedingt mit Kräuterquark bzw. Tsatsiki servieren!

Das passt dazu Reis oder Kartoffelwedges.

Protein-Allrounder für Anfänger

Sojahack-Tomatensauce nach Bologneseart

4 Portionen
30 Minuten

- 80 g Sojagranulat (alternativ feine Sojaschnetzel), entspricht gequollen etwa der dreifachen Menge
- 250 ml kräftige heiße Gemüsebrühe
- 1 rote Zwiebel
- 1–2 EL (Raps-)Bratöl
- 200 g Tomatenmark
- 1 TL italienische Kräuter (oder frische Kräuter wie Basilikum, Oregano, Thymian)
- Salz
- frisch gemahlener schwarzer Pfeffer
- 1 EL Olivenöl

● Sojagranulat mit der heißen Gemüsebrühe übergießen und 10 Minuten quellen lassen. Dann nach Bedarf überschüssige Flüssigkeit ausdrücken und abschütten (nach Packungsanleitung vorgehen und ggf. in Gemüsebrühe aufkochen, da unterscheiden sich die Produkte).

● In der Zwischenzeit Zwiebel schälen, fein würfeln und in einer beschichteten Pfanne im Öl andünsten. Sojagranulat zugeben und (wie Hackfleisch) krümelig anbraten. Tomatenmark zugeben und kurz mitbraten.

● Alles mit 400 ml Wasser ablöschen und verrühren. 15–20 Minuten bei schwacher Hitze unter gelegentlichem Umrühren köcheln lassen.

● Mit italienischen Kräutern, Salz, Pfeffer und Olivenöl abschmecken.

Das passt dazu Dinkelpasta, z. B. Spaghetti. Frisch geriebenen Parmesan, Montello oder Reibekäse dazu reichen.

Variante Zuletzt in Scheiben geschnittene Champignons und/oder in Scheiben geschnittene dunkle Oliven dazugeben und kurz mit erhitzen.

Für (Ex-)Schnitzelfans

Vegetarisches Schnitzel

4 Portionen
25 Minuten

- 8 »japanische Bratfilets« (oder auch andere Tofu-»Medaillons«)
- 1 l kräftige Gemüsebrühe
- 1–2 Eier (alternativ 2 EL Sojamehl mit 4 EL kaltem Wasser klümpchenfrei verrühren)
- Mehl
- Semmelbrösel
- 3–4 EL (Raps-)Bratöl

● Die Bratfilets in einem Topf in der Gemüsebrühe 10–15 Minuten köcheln lassen, dann herausnehmen und abtropfen lassen.

● Ei(er) in einem tiefen Teller verquirlen. Mehl und Semmelbrösel getrennt auf Teller geben. Die Bratfilets wie »normales« Schnitzel zuerst in Mehl, dann in Ei (bzw. Ei-Ersatz) und Semmelbrösel von allen Seiten wenden.

● Panierte »Schnitzel« in einer Pfanne in heißem Öl knusprig anbraten (Achtung, verbrennt schneller als Fleisch!).

Das passt dazu ein Schnitz Zitrone, Ketchup und schwäbischer Kartoffelsalat (also Kartoffelsalat mit Brühe, Apfelessig und Öl angemacht).

Tipp Im Handel gibt es unterschiedliche Schnitzel-Ersatzgerichte zu kaufen. Sie werden merken, dass es vor allem die Panade ist, die für das »Schnitzel-Feeling« (oder entsprechend auch ein »Fischstäbchen-Feeling«) sorgt. Nun sind Fertigpanaden oft sehr fetthaltig und stark gewürzt. Eine einfache Lösung ist es, selbst zu panieren.

In die Röhre geschoben

Makkaroniauflauf

4–6 Portionen
30 Minuten plus 15 Minuten Backzeit

- 80 g Sojagranulat (alternativ feine Sojaschnetzel), entspricht gequollen etwa der dreifachen Menge
- 250 ml kräftige heiße Gemüsebrühe
- 1–2 EL (Raps-)Bratöl
- 500 ml passierte Tomaten, evtl. etwas mehr
- italienische Kräuter (oder frische Kräuter wie Basilikum, Oregano, Thymian)
- frisch gemahlener schwarzer Pfeffer
- Salz
- 1 EL Olivenöl
- 1 Pck. kurze Makkaroni (500 g)
- 1 Ei (optional)
- 125 g Ricotta
- 40 g Parmesan (oder Montello)
- etwas Fett für die Auflaufform
- 200 g Gouda oder anderer schmelzfähiger Käse

● Sojagranulat mit der heißen Gemüsebrühe übergießen, 10 Minuten quellen lassen, ggf. überschüssige Flüssigkeit ausdrücken und abschütten (nach Packungsanleitung vorgehen und ggf. in Gemüsebrühe aufkochen, da unterscheiden sich die Produkte).

● Die Zwiebel schälen, fein würfeln und in einer beschichteten Pfanne im Bratöl andünsten. Sojagranulat zugeben und (wie Hackfleisch) krümelig anbraten.

● Passierte Tomaten zugeben und die Sauce 15–20 Minuten bei schwacher Hitze unter gelegentlichem Umrühren köcheln lassen, ggf. noch etwas mehr passierte Tomaten oder Wasser dazugeben. Mit italienischen Kräutern, Salz, Pfeffer und Olivenöl abschmecken und Sauce etwas abkühlen lassen.

● In der Zwischenzeit die Makkaroni nach Packungsanweisung in Salzwasser bissfest kochen. Den Käse reiben. Den Backofen auf 230 °C vorheizen.

● Das Ei verquirlen (falls verwendet) und nacheinander Ei, Ricotta und Parmesan unter die Soja-Hack-Tomatensauce mengen. Noch einmal abschmecken und bei Bedarf nochmals nachwürzen.

● In einer großen Schüssel die Makkaroni mit der Sauce mischen und alles in die gefettete Auflaufform füllen.

● Mit geriebenem Gouda bestreuen und im vorgeheizten Backofen 10–15 Minuten überbacken, bis der Käse hellbraun geschmolzen ist.

Variante Das Rezept kann auch für Lasagne oder Cannelloni verwendet werden (dann evtl. etwas mehr Sauce zubereiten).

Feurige Böhnchen

Vegetarisches Chili

4–6 Portionen
1 Stunde

- 2 große oder 4 kleine Dosen (oder Gläser) rote Kidneybohnen (1 kg Abtropfgewicht)
- 80 g Sojagranulat (alternativ feine Sojaschnetzel), entspricht gequollen etwa der dreifachen Menge
- 250 ml kräftige heiße Gemüsebrühe
- 1 kleine rote Chilischote (optional)
- 1 rote Zwiebel
- 2–3 EL (Raps-)Bratöl
- 1 Dose Tomaten in Stücken (400 g)
- 1 Flasche passierte Tomaten (660 ml)
- 1 TL Chiliflocken
- 3 Lorbeerblätter
- 1 Dose Mais (300 g)
- 1 TL grober mittelscharfer Senf
- Salz
- frisch gemahlener schwarzer Pfeffer
- Tortillachips
- 1 Becher Crème fraîche (150 g)
- 80 g geriebener Käse (z. B. Gouda)

- Kidneybohnen in einem Sieb gut mit Wasser abspülen und abtropfen lassen.

- Sojagranulat mit heißer Gemüsebrühe übergießen, 10 Minuten quellen lassen, ggf. überschüssige Flüssigkeit ausdrücken und abschütten (nach Packungsanleitung vorgehen und ggf. in Gemüsebrühe aufkochen, da unterscheiden sich die Produkte).

- In der Zwischenzeit Chili waschen, halbieren, Kerne entfernen und die Schote in feine Ringe schneiden. Zwiebel schälen, fein würfeln und in einem großen Topf im Bratöl andünsten. Chili kurz mitdünsten.

- Sojagranulat zugeben und (wie Hackfleisch) krümelig anbraten. Zuerst Tomatenstücke und passierte Tomaten, dann die Kidneybohnen zufügen.

- Vorsichtig mit Chiliflocken würzen (wird mit dem Kochen schärfer!) und Lorbeerblätter zugeben.

- Alles vermengen und ca. 40 Minuten unter gelegentlichem Umrühren bei schwacher Hitze köcheln lassen. Die Bohnen sollten etwas bissfest bleiben. Falls das Chili zu sehr eindickt, noch etwas Wasser dazugeben.

- Mais in einem Sieb abtropfen lassen und erst zum Schluss mit erhitzen, damit er bissfest bleibt.

- Zuletzt Senf unterrühren und Chili mit Salz und Pfeffer abschmecken.

- Mit Tortillachips (und mit Avocadodip Seite 125), einem Klecks Crème fraîche und mit Käse bestreut servieren.

Variante Alternativ können Sie natürlich auch getrocknete Bohnen verwenden (500 g), diese müssen aber zuvor mindestens 12 Stunden eingeweicht und dann vorgekocht werden. Das Einweichwasser dann entsorgen!

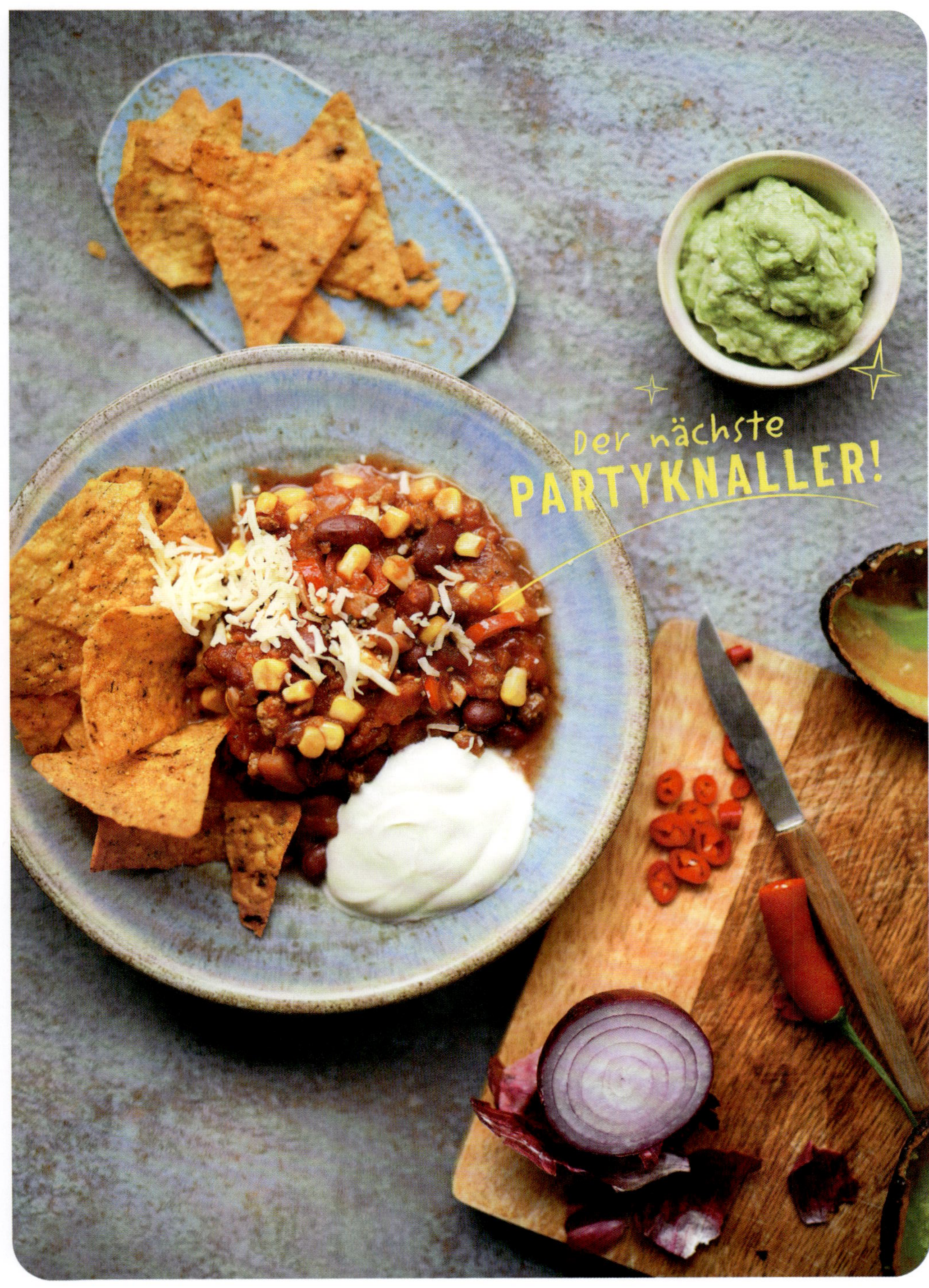
Der nächste
PARTYKNALLER!

Gemüsevariationen und Hülsenfrüchte

Gemüse wird für Jugendliche attraktiver, wenn Sie es geschickt verpacken oder optisch ansprechend anbieten. Sehr beliebt bei älteren Jugendlichen sind z. B. asiatisches Wok-Gemüse oder auch die sogenannten *Bowls* (von englisch bowl, die Schüssel), wo in einer Schüssel ernährungsphysiologisch geschickt in einem Mix aus warmen und kalten Zutaten alle Makronährstoffe (also Kohlenhydrate, gesunde Fette und Proteine) mit Gemüse, Nüssen und Samen und manchmal auch Obst kombiniert werden.

Sie finden im Folgenden verschiedene weitere Darreichungsformen, die Sie ebenfalls ganz einfach nach den Familien-Vorlieben abändern und zusammenstellen können. Sie werden einige Gerichte auf Kartoffelbasis finden, da nach meiner Erfahrung die meisten Jugendlichen gerne Kartoffeln essen.

Gemüsevariante aus dem Ofen

Sabines Ofengemüse

4 Portionen
⏲ 30 Minuten plus 15 Minuten Backzeit

600 g festkochende Kartoffeln • Salz • 2 kleinere Auberginen • 2–3 große Tomaten (Fleischtomaten) • frisch gemahlener schwarzer Pfeffer • 2 EL Olivenöl • Gewürze (z. B. Knoblauch, Kurkuma, Kräuter wie Kräuter der Provence) • 150 g Cheddar (alternativ Mozzarella oder Parmesan bzw. Montello)

- Kartoffeln in Salzwasser weichkochen, abkühlen lassen, schälen und in etwas dickere Scheiben schneiden.

- Währenddessen Auberginen waschen und in ca. ½ cm dünne Scheiben schneiden.

- Die Tomaten waschen, halbieren, die Kerne mit einem kleinen Löffel entfernen (das geht besonders gut mit gezacktem Grapefruitlöffel) und das Fruchtfleisch in kleine Stücke schneiden. Mit Salz und Pfeffer würzen und kurz ziehen lassen. Den Backofen auf 180 °C vorheizen.

- Das Backblech mit dem Olivenöl fetten. Die Kartoffelscheiben darauf verteilen und nach Belieben würzen. Dann die Auberginenscheiben und zuletzt die Tomatenwürfel daraufschichten. Den Käse reiben und darüberstreuen. Im vorgeheizten Ofen 10–15 Minuten goldbraun überbacken.

Das passt dazu Kräuterquark (Seite 125).

Variante Wer keine Auberginen mag, kann z. B. auch Zucchini verwenden.

Geht auch als Burger

Jules Linsenbratlinge

4 Portionen
50 Minuten

- 200 g Berglinsen
- 2 Thymianzweige oder ½ TL getrockneten Thymian
- 1 Lorbeerblatt
- 200 g Möhren
- 2 Stängel glatte Petersilie
- 1 trockenes Brötchen (z. B. Dinkelbrötchen)
- 1 rote Zwiebel
- 2 Knoblauchzehen
- 1 EL Olivenöl
- 1 Ei
- 2–3 gehäufte EL Mehl
- frisch geriebene Muskatnuss
- Worcestershiresauce (vegetarische Variante ohne Anchovis)
- Salz
- frisch gemahlener schwarzer Pfeffer
- 3–4 EL (Raps-)Bratöl

● Linsen in einem Sieb waschen und abtropfen lassen. Mit Thymian und Lorbeerblatt bei schwacher Hitze 20–30 Minuten (bzw. je nach Linsenart und Packungsangabe) in 500 ml Wasser weich kochen. Dann abgießen und das Lorbeerblatt entfernen.

● In der Zwischenzeit Möhren waschen, nach Bedarf schälen und fein raspeln, Petersilie waschen, trocken schütteln und fein hacken. Brötchen in Würfel schneiden, in 100 ml warmem Wasser kurz einweichen und gut ausdrücken.

● Zwiebeln und Knoblauch schälen, klein schneiden und in einer Pfanne in Olivenöl kurz anschwitzen.

● Linsen mit Möhren, Petersilie, Brötchen, Zwiebeln, Knoblauch, Ei und Mehl gut vermengen. Mit Muskat, Worcestershiresauce, Salz und Pfeffer würzig abschmecken.

● Aus der Masse Bällchen formen, plattdrücken und in Bratöl von beiden Seiten knusprig braten. Vorsicht beim Wenden, damit die Bratlinge nicht auseinanderbrechen.

Das passt dazu Wildkräutersalat und Joghurt-Minz-Dip (Seite 125).

Variante Sie können auch z. B. grüne Linsen verwenden. Die Bratlinge eignen sich auch als Hamburger-Patties: dafür im Sesam-Burgerbrötchen mit Ketchup oder Burgersauce, einem Salatblatt, Tomatenscheiben, Zwiebelringen und nach Wunsch einer Käsescheibe als vegetarischen Burger servieren.

Buntes Gemüse-Allerlei

Andreas Ofengemüse mit Schafskäseguss

4 Portionen

⏲ 15 Minuten plus 20 Minuten Backzeit

- 1 rote Paprikaschote
- 1 gelbe Paprikaschote
- 2 kleine Zucchini
- 200 g braune Champignons
- 2 Möhren
- 2 EL Öl

Käseguss:

- 200 g Schafskäse
- 100 g Quark
- 2 EL Joghurt
- 2 Eier (S)
- 1 Knoblauchzehe
- 1 Bund Petersilie
- Salz
- frisch gemahlener schwarzer Pfeffer

● Den Backofen auf 180 °C vorheizen. Paprikaschoten vierteln, Samen und Scheidewände entfernen, die Schoten waschen und in ca. 1 × 2 cm große Stücke schneiden. Die Zucchini waschen und in dünne Scheiben schneiden. Die Champignons waschen und halbieren oder vierteln (je nach Größe). Die Möhren waschen, nach Bedarf schälen und in dünne Stifte oder Scheiben schneiden.

● Das Gemüse vermischen. Die Form mit dem Olivenöl fetten und das Gemüse darin verteilen.

● Für den Käseguss den Schafskäse in einer Schüssel mit einer Gabel fein zerdrücken. Quark, Joghurt und Eier dazugeben und alles mit einem Schneebesen verrühren.

● Knoblauch schälen, Petersilie waschen, trocken schütteln und fein hacken. Knoblauch in den Käseguss hineinpressen, mit Petersilie, Salz und Pfeffer mischen.

● Die Schafskäsecreme auf das Gemüse geben und alles im vorgeheizten Backofen ca. 20 Minuten überbacken.

Variante Lässt sich natürlich auch mit anderen Gemüsesorten zubereiten.

Schwäbisches Nationalgericht

Spätzle mit Linsen

4–6 Portionen

45 Minuten

Für die Spätzle:

- 400 g Mehl (meist wird Type 405 empfohlen, ich nehme immer Dinkelmehl 1050, das gelingt auch sehr gut)
- 100 g Dinkelgries
- 5 Eier
- 1 gestrichener TL Salz

Für die Linsen:

- 250 g Linsen (z. B. Teller- oder Berglinsen)
- 1 rote Zwiebel
- 1–2 EL (Raps-)Bratöl
- 200 ml heiße Gemüsebrühe
- Salz
- frisch gemahlener schwarzer Pfeffer
- 1 Schuss Essig (optional: Obstessig und/oder Balsamessig)
- 1 EL Speise- oder Maisstärke (zum Andicken, optional)

- Für die Spätzle alle Zutaten mit ca. 200 ml Wasser zu einem zähen Teig zusammenrühren und kurz ruhen lassen.

- In der Zwischenzeit die Linsen in einem Sieb abspülen und abtropfen lassen. Zwiebel schälen, fein würfeln und im Öl glasig dünsten. Dann die Linsen dazugeben und kurz mit andünsten. Anschließend 600–800 ml Wasser (Menge siehe Packungsangabe) dazugeben und die Linsen 20–30 Minuten köcheln lassen, bis sie weich, aber noch bissfest sind (Packungsangaben beachten).

- Den Spätzleteig mit Brett und Spätzleschaber oder mithilfe einer Spätzlereibe oder -presse portionsweise in kochendes Salzwasser reiben bzw. drücken.

- Spätzle abschöpfen, sobald sie nach oben gestiegen sind, und in einem Sieb abtropfen lassen. Werden die Spätzle erst später verzehrt, in kaltem Wasser abschrecken, damit sie nicht kleben.

- Linsen mit Brühe, Salz, Pfeffer und einem Schuss Essig (optional) abschmecken.

- Wer mag, kann die Linsen noch etwas andicken. Dazu die Speisestärke in 3–4 EL Wasser auflösen, unterrühren und kurz mitkochen, bis das Linsengemüse sämig wird.

- Linsen zu den Spätzle reichen.

Varianten Grasgrüne Spinatspätzle: 2 Handvoll Babyspinatblätter mit etwas Wasser pürieren und unter den Teig heben, entsprechend etwas weniger Wasser nehmen. Käsespätzle: Geschichtet in einer gefetteten Auflaufform mit 200 g geriebenem würzigem Bergkäse und gedünsteten Zwiebelringen überbacken.

Tipps Teller-/Berglinsen müssen vorher nicht eingeweicht werden, ansonsten siehe Packungsangabe. Küchenutensilien nach Gebrauch sofort in kaltem Wasser einweichen, bevor der Teig anpappt.

Potato meets green beans

Kartoffelpfanne mit grünen Bohnen und Feta

4 Portionen
30 Minuten

- 600 g festkochende Kartoffeln
- Salz
- 300 g TK-Brechbohnen (alternativ frische Bohnen)
- 2 rote Zwiebeln
- 2 Knoblauchzehen
- 1 rote Paprikaschote
- 100 g entsteinte dunkle Oliven (z. B. Kalamata)
- 200 g Feta (von Schaf oder Ziege)
- 3 EL Olivenöl
- frisch gemahlener schwarzer Pfeffer

● Kartoffeln schälen, in ca. 1 cm große Würfel schneiden und ca. 10 Minuten in Salzwasser bissfest kochen. Die Bohnen in kochendem Salzwasser in ca. 6 Minuten bissfest kochen, abgießen und mit kaltem Wasser abschrecken.

● In der Zwischenzeit die Zwiebeln schälen, halbieren und in etwas breitere halbe Ringe schneiden. Knoblauch schälen. Paprikaschote vierteln, Samen und Scheidewände entfernen, Fruchtfleisch waschen und in ½ cm schmale Streifen schneiden. Oliven halbieren und Feta in knapp 1 cm große Würfel schneiden.

● In einer großen Pfanne oder einem Wok 2 EL Öl erwärmen, Zwiebelstücke darin andünsten, dann Paprikastreifen und durchgepressten Knoblauch kurz mitdünsten. Die Paprika sollte bissfest bleiben.

● Kartoffeln, Bohnen, Oliven und restliches Öl dazugeben, alles nochmal gut erwärmen und mit Pfeffer und Salz abschmecken. Zuletzt die Fetawürfel unterheben.

Variante gebratene Tofuwürfel statt Feta verwenden.

Potato meets white beans

Kartoffelpfanne mit weißen Bohnen und Kichererbsen

4 Portionen
35 Minuten

- 1 Glas/Dose weiße Bohnen (240 g Abtropfgewicht)
- 1 Glas/Dose Kichererbsen (240 g Abtropfgewicht)
- 600 g vorwiegend festkochende Kartoffeln
- 1 rote Zwiebel
- 2 EL (Raps-)Bratöl
- 1 gestr. TL Kreuzkümmel
- 500 ml Gemüsebrühe
- Saft von ½ Zitrone
- Salz
- frisch gemahlener schwarzer Pfeffer
- 1–2 EL Sojasauce (z. B. salzarme Tamarisauce)
- ½ Bund glatte Petersilie

● Bohnen und Kichererbsen in einem Sieb abspülen und abtropfen lassen.

● Kartoffeln schälen und in ca. 1 cm große Würfel schneiden. Zwiebel schälen, fein würfeln und im Bratöl in einer tiefen Pfanne glasig dünsten. Kreuzkümmel dazugeben und kurz mitdünsten, bis er zu duften beginnt.

● Kartoffeln dazugeben, kurz mitdünsten, dann auch die Brühe hinzufügen und die Kartoffeln 10–12 Minuten im geschlossenen Topf bissfest garen.

● Kichererbsen und Bohnen dazugeben und erwärmen, aber nicht kochen lassen.

● Mit Zitronensaft, Salz, Pfeffer und Sojasauce abschmecken. Petersilie waschen, trocken schütteln, klein schneiden und dazugeben.

Tipp Der Kreuzkümmel gibt dem Gericht eine feine orientalische Note. Wer das nicht mag, lässt ihn einfach weg.

Indische Vielfalt

Gemüsecurry

4 Portionen
25 Minuten

1 Zucchini • 200 g braune Champignons • 2 Möhren • 1 Brokkoli • 1 große Zwiebel • 250 g Tofu • Currypaste (Bioladen) • 2 EL (Raps-)Bratöl • 2 EL Mehl • 150 ml Milch (alternativ Sojamilch) • 1 Handvoll Erdnüsse (alternativ Cashewbruch)

- Gemüse waschen bzw. schälen und klein schneiden, Brokkoli in Röschen teilen. Zwiebel schälen und in breite Streifen schneiden. Tofu in Würfel schneiden.

- Currypaste nach Packungsanweisung in einer beschichteten Pfanne im Öl anbraten. Dann Tofu und Zwiebel zugeben und mitbraten. Anschließend auch Möhren und Brokkoliröschen mit anbraten.

- Mit 150 ml Wasser ablöschen, dann Pilze und Zucchini hinzufügen und alles kurz bissfest dünsten.

- Das Mehl mit der Milch klümpchenfrei verrühren und das Curry damit andicken.

- Mit Nüssen bestreut servieren.

Das passt dazu Basmatireis oder Pseudogetreide wie Quinoa, Amaranth o.Ä.

Spinat mal anders

Spinatknödel

4 Portionen/12 Klöße
35 Minuten

300 g Baby-Blattspinat • 1 Zwiebel • 2 EL (Raps-)Bratöl • 5 trockene Brötchen (sollte dem Gewicht des Spinats entsprechen) • 400 ml Milch (alternativ Sojamilch) • 3–4 EL Mehl, evtl. etwas mehr • frisch geriebene Muskatnuss • Salz • frisch gemahlener schwarzer Pfeffer

- Spinat waschen und trocken schleudern. Zwiebel schälen und fein würfeln. Im heißen Bratöl glasig dünsten, dann den Spinat dazugeben, kurz mitdünsten und ausdrücken.

- In der Zwischenzeit die Brötchen in der Milch kurz einweichen. Gut ausdrücken, mit Spinat, Milch und Mehl zu einem klebrigen Teig vermengen und gut würzen.

- Wenn der Teig noch nicht klebrig genug ist, etwas mehr Mehl dazugeben.

- Teig von Hand zu mittelgroßen Klößen formen und in siedendem Salzwasser etwa 10 Minuten ziehen lassen.

Das passt dazu Käsesauce (Seite 126) oder Champignon-Sahnesauce.

Pastasia

Spaghetti auf asiatische Art

4 Portionen
30 Minuten

- 400 g (Dinkel-)Spaghetti
- Salz
- 1 Dose Tomaten in Stücken (400 g)
- 1 Zwiebel
- 2 Lauchstangen
- 1 rote Paprikaschote
- 1 kleiner Brokkoli
- 200 g Tofu
- 1–2 Pck. Thailändische Gewürzmischung Bami Goreng (siehe Tipp)
- 2 EL (Raps-)Bratöl
- 3 EL Sojasauce (z. B. salzarme Tamarisauce)
- 1 Handvoll Erdnüsse (optional)
- Chilipaste (z. B. Sambal Oelek oder Harissa-Paste; für die, die es schärfer mögen)

● Spaghetti in Salzwasser al dente kochen und abgießen. Im Topf mit den Tomatenstücken vermischen und beiseitegestellt warm halten (falls sie zu sehr abkühlen, am Ende nochmal kurz mit erhitzen).

● In der Zwischenzeit die Zwiebel schälen und in kleine Würfel schneiden. Lauch halbieren, waschen und in Ringe schneiden. Paprika vierteln, Samen und Scheidewände entfernen, Paprika waschen und das Fruchtfleisch in 1 cm breite, kurze Streifen schneiden.

● Brokkoli in Röschen teilen und waschen. Tofu in ca. 1 cm große Würfel schneiden.

● Die Gewürzmischung nach Packungsanweisung in einer großen tiefen Pfanne (oder in einem Wok) mit dem Öl mischen und erhitzen. Nacheinander Zwiebeln und Tofu dazugeben und anbraten.

● Das Gemüse dazugeben und mit etwas Wasser mit geschlossenem Deckel bissfest dünsten.

● Zum Schluss alles mit den warmen Tomaten-Spaghetti mischen, ggf. die Packungs-Gewürze (siehe Tipp) dazugeben und mit Sojasauce und Chilipaste nochmal abschmecken.

● Mit Erdnüssen bestreut servieren.

Tipp Auf Portionsangaben achten: Die Würzmischung, die ich bevorzuge, muss man in zwei Schritten verwenden: Ein Tütchen mit Gewürz zum Anbraten und eines zum abschließenden Würzen.

Schnell und sättigend

Ofen-Gnocchi Toskana

4 Portionen
20 Minuten plus 30 Minuten Backzeit

1 rote Paprikaschote • 200 g braune Champignons • 3 feste Tomaten • 1 rote Zwiebel • 3 EL Olivenöl • italienische Gewürzmischung • 1 Kugel Mozzarella • 40 g Parmesan (oder Montello) • 2 Packungen Gnocchi aus dem Kühlregal (à 400 g)

- Den Backofen auf 180 °C vorheizen. Paprika vierteln, Samen und Scheidewände entfernen, Fruchtfleisch waschen und klein schneiden. Pilze und Tomaten waschen und ebenfalls klein schneiden. Zwiebel schälen und klein schneiden. Alles mit Öl und Kräutern mischen. Den Mozzarella in dünne Scheiben schneiden. Den Parmesan reiben.

- Die Gnocchi auf einem mit Backpapier belegten Backblech gleichmäßig verteilen.

- Die Gemüsemischung darübergeben. Mit Parmesan bzw. Montello bestreuen und mit Mozzarellascheiben belegen.

- Im vorgeheizten Ofen 20–30 Minuten überbacken. Eine kleine hitzefeste Schüssel Wasser mit in den Ofen stellen.

Variante Mit Tomaten, Zucchini, Salbei, Aubergine und Feta zubereiten.

Gut verpackt ist halb gewonnen!

Gemüsepäckchen für Ofen und Grill

4 Portionen als Beilage
20 Minuten

Grillgemüse aller Art (z. B. 1 Möhre, 1 Zwiebel, 2 Handvoll Zuckerschoten, 4 große Champignons ...) • 3 EL Olivenöl • grobes Meersalz • Außerdem: Backpapier

- Für diese einfache und leckere Art der Gemüsezubereitung aus Backpapier Rechtecke zuschneiden (ca. 15 × 25 cm). Den Backofen auf 230 °C vorheizen.

- Das Gemüse waschen, in feine Streifen schneiden, auf die Backpapierrechtecke legen, mit etwas Olivenöl bestreichen und mit Meersalz bestreuen. Die Ränder des Backpapiers zusammenklappen und die Enden wie ein Bonbon zusammenzwirbeln. Die Gemüsepäckchen 10 Minuten im vorgeheizten Ofen backen.

Variante Wir legen die Päckchen im Sommer auf unseren Gaskugelgrill. Sie können allerdings Feuer fangen, daher gut aufpassen (Alufolie ginge auch, ist allerdings für uns aus Umweltschutzgründen keine Alternative).

Tipp Sie können auch Gemüse vorschneiden, damit sich jeder sein eigenes Päckchen zusammenbauen kann. Wer mag, kann auch Knoblauch, Ingwer und verschiedene Kräuter dazugeben.

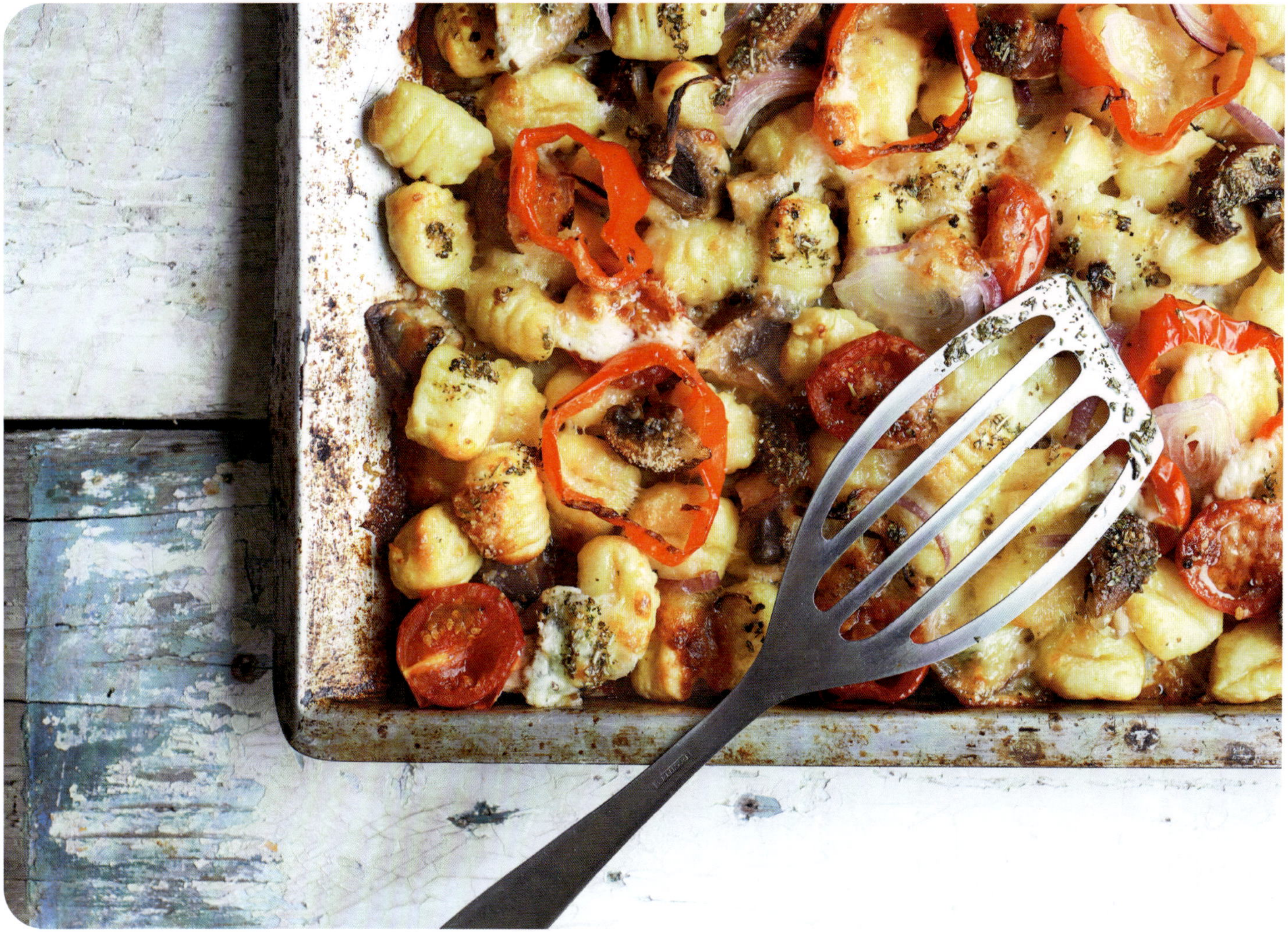

Ideal für picky eaters!

Raclette

4 Portionen
20 Minuten

200 g Raclettekäse pro Person • Kartoffeln, Blumenkohl-, Rosenkohl- oder Brokkoliröschen, grüne Bohnen, Spargel, Schwarzwurzeln, Rote Bete (alles bissfest vorgekocht) oder Rohkost wie Tomaten, Paprika, Chicorée und Champignons • 200 g Tofuwürfel • Bratöl

- Raclette werden viele von Ihnen kennen. Es ist ideal, um mehrere Personen mit unterschiedlichsten Essgewohnheiten gleichzeitig glücklich zu machen. Außerdem eignet es sich perfekt für Gastgeber, die die Bewirtung von mehr als 4 Personen stresst und die auch selbst in Ruhe zusammen mit ihren Gästen genießen wollen.

- Alle sitzen gemeinsam um ein Raclette-Gerät, mit dessen Hilfe in einzelnen Pfännchen würziger Raclettekäse geschmolzen wird. Die meisten Geräte haben oben eine integrierte Kochplatte oder einen heißen Stein, auf dem sich nicht nur Fleisch, sondern auch Gemüse und Tofu in etwas Fett oder Öl anbraten lässt.

- Das Gemüse kann direkt in den Pfännchen mit Käse überbacken werden oder jeder gibt den geschmolzenen Käse auf dem Teller auf das Gemüse seiner Wahl. Eine tolle Gelegenheit, auch bisher unbekannte Gemüsesorten zu probieren.

Tipp Falls Raclettekäse bei Ihnen nicht ganzjährig erhältlich ist, legen Sie sich an Weihnachten oder Silvester einen kleinen Vorrat an und frieren Sie ihn portionsweise ein.

Leckerer Pommesersatz

Rosmarinkartöffelchen

4 Portionen als Beilage
30 Minuten

1,2 kg festkochende kleine junge Kartoffeln • 4 EL Olivenöl • 1 TL grobes Meersalz • 2 Rosmarinzweige (oder getrockneter Rosmarin)

- Kartoffeln unter fließendem Wasser gut mit einer Gemüsebürste säubern. Ungeschält halbieren und nebeneinander mit der Schnittfläche nach unten auf ein mit Backpapier belegtes Backblech legen. Den Ofen auf 240 °C vorheizen.

- Olivenöl mit Meersalz verrühren und die Kartoffelhälften mit einem Pinsel mit dem Öl bestreichen (wenn Sie getrockneten Rosmarin verwenden, können Sie diesen gleich mit untermischen).

- In den vorgeheizten Ofen schieben und 15 Minuten backen. Dann die Rosmarinnadeln über die Kartoffeln verteilen und die Kartoffeln 5–10 Minuten weiterbacken, bis die Unterseite leicht gebräunt ist.

Das passt dazu Kräuterquark (Seite 125) oder Tsatziki

Der asiatischen Küche abgeschaut

Gemüse im Reismantel

4 Portionen als Vorspeise
⏲ 20 Minuten

- Rohkost-Lieblings-Gemüse (z. B. 2 Blätter Rotkohl, ½ Paprikaschote, ¼ Salatgurke und 1 Möhre oder 2 Blätter Blattgemüse wie Grünkohl oder Baby-Blattspinat)
- frische Kräuter (z. B. glatte Petersilie)
- je nach verwendetem Gemüse Zitronensaft oder Apfelessig sowie Sesam-, Nuss- oder Hanföl zum Marinieren
- 2 Reisblätter pro Person (z. B. im Supermarkt bei den asiatischen Lebensmitteln)
- Hummus (Seite 124) oder andere Dips

● Gemüse vorbereiten: Gemüse waschen oder putzen. Rotkohl fein hobeln und mit etwas Zitronensaft oder Apfelessig und Sesam-, Nuss- oder Hanföl kurz marinieren. Übriges Gemüse in dünne Streifen schneiden. Blattgemüse wie Grünkohl oder Baby-Blattspinat sowie frische Kräuter, z. B. glatte Petersilie, klein zupfen bzw. schneiden.

● Reisblätter nach Packungsbeilage in lauwarmem Wasser 30–60 Sekunden einweichen und auf einen Teller legen. Das Gemüse mittig platzieren, Reisblatt von der Seite her einrollen und die Enden jeweils umklappen.

● Den Dip direkt zur Gemüsefüllung dazugeben oder zum Stippen extra dazu reichen.

Tipp Eignet sich gut als Vorspeise und kann nach den eigenen Vorlieben zusammengestellt werden.

Eins unserer absoluten Lieblingsgerichte!

Penne mit Bohnen, Oliven und getrockneten Tomaten

4 Portionen
⏲ 40 Minuten

- 250 g TK-Brechbohnen (alternativ frische Stangenbohnen)
- Salz
- 400 g Penne
- 100 g entsteinte dunkle Oliven (z. B. Kalamata)
- 80 g getrocknete Tomaten (alternativ in Öl eingelegte aus dem Glas)
- 100 g sehr würziger Bergkäse
- 1 kleine rote Zwiebel
- 2–3 EL Olivenöl
- 2 Knoblauchzehen
- frisch gemahlener schwarzer Pfeffer

● Die Bohnen in kochendem gesalzenem Wasser bissfest kochen, abgießen und kalt abschrecken, damit sie schön grün bleiben. Die Penne in reichlich kochendem Salzwasser nach Packungsanweisung al dente kochen, dann abgießen.

● In der Zwischenzeit die Oliven und die getrockneten Tomaten in dünne Scheiben bzw. Streifen schneiden. Den Bergkäse grob reiben.

● Zwiebel schälen, fein würfeln und im Nudeltopf in heißem Olivenöl andünsten.

● Knoblauch schälen, durchpressen, zusammen mit Oliven und Tomaten in den Topf geben und kurz mitdünsten.

● Alle Zutaten mit den noch heißen Penne im großen Nudeltopf mischen, mit Salz und Pfeffer kräftig würzen.

● Zuletzt den geriebenen Bergkäse untermischen, sodass er schmilzt. Sofort servieren.

Wenn der Herbst kommt

Zwiebelkuchen mit Quark-Öl-Teig

4–6 Portionen
⏲ 40 Minuten plus 30 Minuten Backzeit

Für den Teig:

- 200 g Magerquark
- 1 Prise Salz
- 6 EL Milch
- 8 EL Öl
- 1–2 Eier
- 400 g Mehl (z. B. Dinkel, Type 1050)
- 1 Pck. Backpulver
- Fett für die Form
- Semmelbrösel für die Form (optional)

Für die Füllung:

- 1,5 kg milde große Zwiebeln
- 2–3 Eier
- 2 Becher saure Sahne (à 150 g)
- 2 EL Mehl
- 1 EL Sahne oder Sojasahne
- Salz
- frisch gemahlener schwarzer Pfeffer
- Kümmel (optional)

● Für den Teig Quark mit Salz, Milch, Öl und Eiern verrühren. Mehl mit Backpulver vermischen, die Hälfte davon zu den anderen Zutaten geben und mit dem Knethaken des Rührgeräts verkneten.

● Den Teig auf die Arbeitsfläche geben und die zweite Hälfte des Mehls mit den Händen dazukneten.

● Eine eckige tiefe Auflaufform fetten und nach Wunsch mit Semmelbröseln bestreuen. Mit dem Teig auslegen, dabei einen Rand hochziehen.

● Den Backofen auf 175 °C vorheizen. Für die Füllung die Zwiebeln schälen und (am besten mithilfe der Küchenmaschine) in dünne Scheiben schneiden. Mit etwas Wasser im Topf weich dämpfen (nicht zu weich), Wasser abgießen.

● In einer kleinen Schüssel die Eier mit der sauren Sahne verrühren.

● Mehl mit der Sahne oder Sojasahne klümpchenfrei verrühren und zur Eier-saure-Sahne-Masse geben. Mit Salz und Pfeffer kräftig würzen und unter die Zwiebelmasse heben. Wer's mag, gibt Kümmel dazu.

● Zwiebelmasse auf den Teig geben, glatt streichen und im vorgeheizten Backofen 20–30 Minuten hellbraun backen.

Das passt dazu grüner Salat (und für die Großen: Federweißer).

Variante Der Teig eignet sich auch als Grundlage für Gemüsequiches.

Für fortgeschrittene Gemüseliebhaber

Marinas Wurzelgemüse mit Avocadotopping

2 Portionen (erstmal klein anfangen!)
35 Minuten

- 1 rote Zwiebel
- 5 bunte Möhren
- 2 Pastinaken oder Petersilienwurzeln
- 2 EL Olivenöl
- 1 gestr. TL Kreuzkümmel
- ½ TL Rosmarin
- frisch geriebene Muskatnuss
- 1 Prise Salz

Für das Topping:

- 1 weiche Avocado
- 1 EL frisch gepresster Zitronensaft
- 1 Handvoll Buchweizen

● Zwiebel schälen und klein würfeln. Das Wurzelgemüse waschen, schälen und in grobe Streifen schneiden.

● Zwiebeln in einer hohen Pfanne im erhitzten Öl andünsten, Kreuzkümmel dazugeben und andünsten, bis er zu duften beginnt. Dann das Gemüse dazugeben und leicht anbraten. Mit Rosmarin, Muskat und Salz würzen.

● Bei geschlossenem Deckel bissfest (oder weicher, je nach Vorliebe) dünsten, ggf. etwas Wasser dazugeben.

● In der Zwischenzeit die Avocado halbieren, Stein entfernen, das Fruchtfleisch auslösen und in Stücke oder Scheiben schneiden. Mit Zitronensaft beträufeln.

● Den Buchweizen in einer Pfanne ohne Fett rösten, bis er zu duften beginnt.

● Das Gemüse mit einer Getreidebeilage anrichten und darauf die Avocado und den gerösteten Buchweizen geben.

Das passt dazu Getreide nach Wahl, z. B. Quinoa, Hirse oder Grünkern.

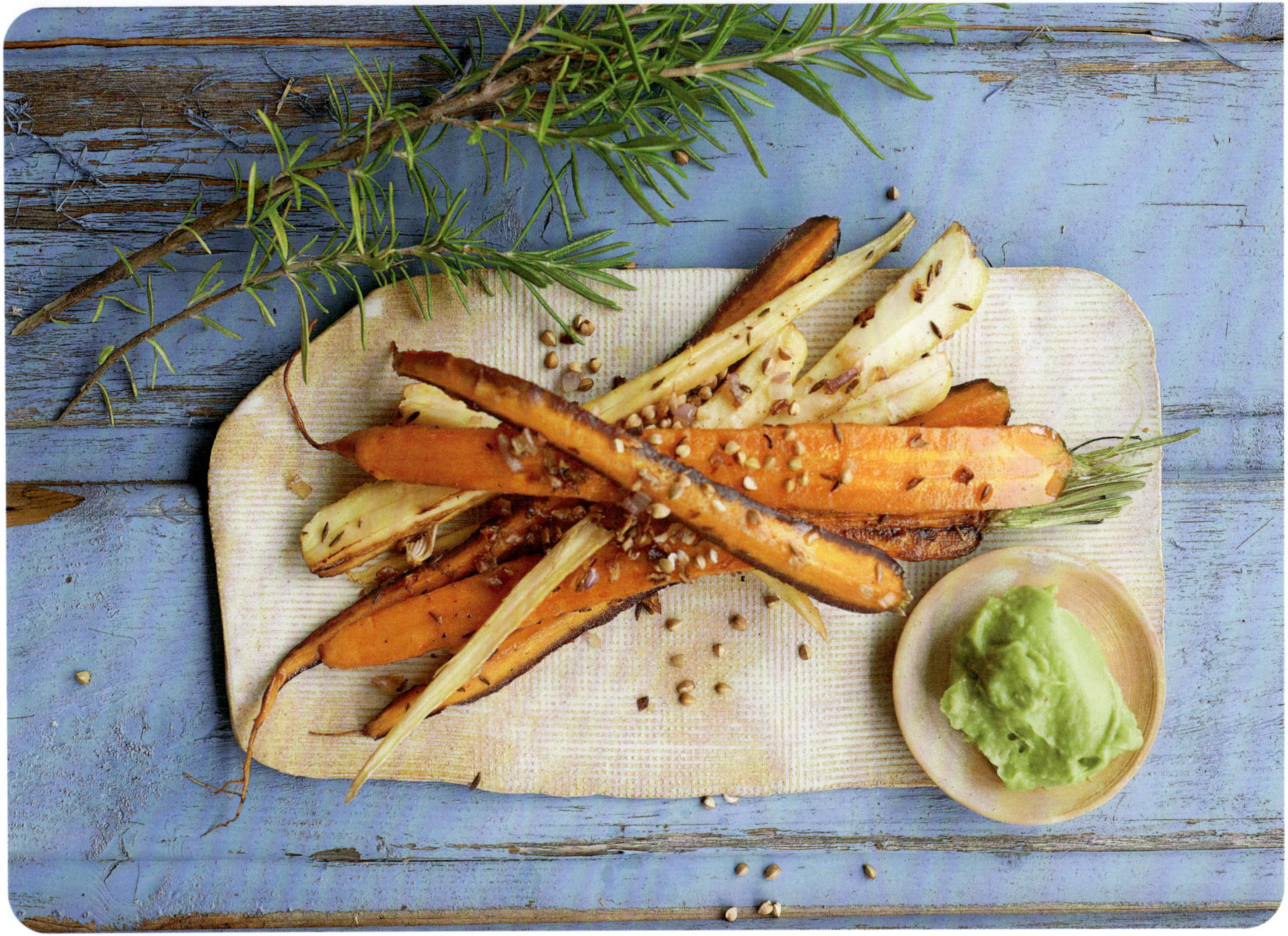

Suppen

Suppen sind eine raffinierte Art der Gemüse-Verköstigung. Aus fast jedem Gemüse lässt sich mit wenig Aufwand eine leckere Suppe kreieren, Sie brauchen allerdings einen guten Pürierstab oder besser noch einen hitzestabilen Standmixer. Verwenden Sie eine qualitativ hochwertige Gemüsebrühe (manche stellen diese selber her, ich verwende eine Bio-Gemüsepaste aus dem Glas, die sich in heißem Wasser auflöst).

Grün, grün, grün ...

Cremige Zucchinisuppe

4 Portionen
⏲ 25 Minuten

50 g geröstete Pinienkerne • 4 Zucchini (ca. 800 g) • 1 kleine rote Zwiebel • 1–2 EL (Raps-)Bratöl • 250 ml Gemüsebrühe • 100 ml Sojasahne (oder Sahne) • Salz • frisch gemahlener schwarzer Pfeffer

- Pinienkerne in einer beschichteten Pfanne ohne Fett leicht rösten, bis sie zu duften beginnen. Zucchini waschen und in kleine Stücke oder Scheiben schneiden.

- Zwiebel schälen, fein würfeln und in einem Suppentopf in heißem Öl glasig dünsten. Dann Zucchini dazugeben und kurz mit andünsten.

- Mit der Gemüsebrühe ablöschen und ca. 10 Minuten leicht köcheln lassen, bis das Gemüse weich ist. Alles mit dem Pürierstab cremig pürieren.

- Zuletzt Sojasahne dazugeben und mit Pfeffer und Salz kräftig würzen.

- In Suppenteller geben und mit den gerösteten Pinienkernen bestreuen.

Das passt dazu Vollkornbrot und ein gemischter Salat.

Grüße aus dem Orient

Kichererbsencremesuppe

4 Portionen
⏲ 25 Minuten

2 ½ Gläser Kichererbsen (Abtropfgewicht ca. 600 g) • 1 kleine rote Zwiebel • 2 EL (Raps-) Bratöl • 1 gestr. TL Kreuzkümmel • 500 ml Gemüsebrühe • 150 ml Sojasahne (oder Sahne) • Salz • frisch gemahlener schwarzer Pfeffer • 1 gestr. TL scharfes Paprikapulver • 2–3 EL frisch gepresster Zitronensaft • Petersilie • Chilipaste (z. B. Sambal Oelek)

- Kichererbsen in einem Sieb mit kaltem Wasser abspülen und abtropfen lassen. Zwiebel schälen, fein würfeln und in einem Topf im heißen Öl glasig dünsten. Kreuzkümmel zugeben und mitdünsten, bis er zu duften beginnt. Dann die Kichererbsen dazugeben und kurz mitdünsten.

- Brühe angießen und 5 Minuten erhitzen, aber nicht kochen.

- Sojasahne hinzufügen und die Suppe mit Pfeffer, Salz und Paprika kräftig würzen.

- Alles in einem Standmixer oder mit einem Pürierstab cremig pürieren, nach Bedarf nochmal nachwürzen und zuletzt mit Zitronensaft abschmecken.

- Petersilie waschen, trocken schütteln und fein hacken. Die Suppe in Suppenteller geben und mit der Petersilie bestreuen. Wer es etwas schärfer mag, malt mit Chilipaste einen Kreis oder Tupfen auf die Suppe.

Das passt dazu Vollkornbrot und ein gemischter Salat.

Rot, rot, rot ...

Rote-Linsen-Suppe

4 Portionen
⏲ 30 Minuten

250 g rote Linsen • 1 kleine rote Chilischote (alternativ Chiliflocken) • 1 Zwiebel • 2 EL (Raps-) Bratöl • 1 kleine Knoblauchzehe • 800 ml Gemüsebrühe • 250 ml Kokosmilch (alternativ Kokosdrink; wer Kokos nicht mag, kann auch Milch nehmen) • 1 EL Tomatenmark • Salz • frisch gemahlener schwarzer Pfeffer

- Linsen in einem Sieb unter fließendem kaltem Wasser waschen und abtropfen lassen. Die Chili halbieren, Kerne entfernen, die Schote waschen und fein schneiden.

- Zwiebel schälen, fein würfeln und in einem Topf im Öl glasig dünsten. Den Knoblauch schälen, dazupressen und Chili ebenfalls zugeben. Kurz mit andünsten, dann die Linsen dazugeben und ebenfalls kurz mitdünsten.

- Brühe und Kokosmilch hinzufügen und dann das Tomatenmark einrühren. Wer keine Chili verwendet hat, würzt jetzt vorsichtig mit Chiliflocken (Achtung, Chili wird erst beim Kochen scharf, lieber nochmal nachwürzen!).

- Alles 10–12 Minuten bei schwacher Hitze köcheln lassen, bis die Linsen weich sind. Anschließend cremig pürieren. Falls die Suppe zu dickflüssig ist, mit etwas Brühe oder Milch verdünnen. Zuletzt mit Salz und Pfeffer würzen.

Das passt dazu Vollkornbrot mit Frischkäse, Gurkenscheiben und roten Paprikastreifen.

Salate und Dressings

Salate bieten unendliche Variationsmöglichkeiten, um Rohkost lecker zu kredenzen. Wenn Ihr Teenager zu den Salathassern gehört, geben Sie nicht auf, sondern probieren Sie zusammen alles Mögliche aus. Oft hilft es auch, ein leicht süßliches Dressing zu verwenden (z.B. durch Zugabe von etwas Honig, braunem Rohrzucker, süßem Senf oder einem Schuss Orangensaft) oder ein Dressing auf Joghurtbasis zu wählen. Es empfiehlt sich, immer etwas Dressing auf Vorrat im Kühlschrank zu haben, dann lässt sich auch zwischendurch mal schnell eine kleine Portion Salat anrichten.

Salate lassen sich auch mit Kräutern, Nüssen, Pinienkernen, Käse (z.B. Feta, Parmesan- bzw. Montellospäne oder Mozzarella) oder Obst (Äpfel, Feigen, Mandarinen u. a.) zubereiten oder abwandeln. Da nicht immer alle Familienmitglieder alle Zutaten mögen, können Sie diese auch getrennt zum Selber-Untermischen anreichen. Manche bevorzugen es, wenn Salatblätter in kleine Streifen geschnitten werden (gut machbar insbesondere bei Eisberg-, Chicorée-, und Endiviensalat sowie Pak Choi). Auch Reis- oder Nudel-»Salat« bietet sich als Transportmedium für Rohkost an.

Knofi satt

Salatsauce mit Zitrone und Knoblauch

4 Portionen
⏲ 5 Minuten

1 kleine Knoblauchzehe • 1 TL Zucker • frisch gepresster Saft von ½ Zitrone • 2 EL Olivenöl

- Knoblauch schälen und durchpressen. Mit Zucker bestreuen und ein paar Minuten ziehen lassen.

- Mit Zitronensaft und Olivenöl zu einem sämigen Dressing verquirlen.

Das passt dazu Friséesalat

Für Schleckermäuler

Salatsauce mit süßem Senf und Honig

4 Portionen
⏲ 5 Minuten

1 gehäufter TL süßer Senf • 1 gestrichener TL flüssiger Honig • 2 EL Olivenöl • 2 EL Rapsöl (alternativ 1 EL Raps- und 1 EL Hanföl, dann aber sofort verbrauchen!) • 2–3 EL (weißer oder roter oder auch gemischter) Balsamessig (je nachdem, wie sauer man es mag)

- Alle Zutaten zu einem sämigen Dressing verquirlen.

Das passt dazu bunter gemischter Salat oder Feldsalat.

Tipp Das Dressing hält sich in einem Schraubglas an einem kühlen dunklen Ort mehrere Tage (nicht im Kühlschrank, da Olivenöl fest wird).

Oma Heidis grandioser Endiviensalat

Endiviensalat mit warmen Kartoffeln

4 Portionen
⏲ 20 Minuten

3 vorwiegend festkochende Kartoffeln • Salz • etwa die Hälfte eines großen Kopfs Endiviensalat (sollte innen schön gelb sein) • 2 EL Apfelessig • 3 EL Öl (ich mische Raps- und Hanföl) • 1 TL Rohrohrzucker • Salz • frisch gemahlener schwarzer Pfeffer • 1 rote Zwiebel

- Kartoffeln schälen, würfeln und in Salzwasser etwas weicher als bissfest kochen. Salatblätter abtrennen, in warmem Wasser waschen, trocken schleudern und in ganz feine Streifen schneiden.

- Essig, Öl, Zucker, Salz und Pfeffer zu einem sämigen Dressing zusammenrühren. Die Zwiebel schälen und sehr fein würfeln.

- Den Salat einer großen Schüssel mit den Zwiebelwürfeln und den noch warmen zerdrückten Kartoffelwürfeln mischen, das Dressing unterheben und kurz durchziehen lassen.

Tipp Wenn Sie Kartoffeln für ein anderes Gericht kochen, dann kochen Sie immer 3 Kartoffeln mehr für diesen Salat gleich mit. Wenn Sie ihn dann zubereiten, würfeln Sie die Kartoffeln und wärmen sie in der Mikrowelle kurz an – die Kartoffeln müssen warm sein!

Vitamin A satt!

Sandras Möhrensalat

4 Portionen
⏲ 15 Minuten mit/25 Minuten ohne Küchenmaschine

80 g Pinienkerne (alternativ Walnusskerne) • 500 g Möhren • 1 Avocado • frisch gepresster Zitronensaft • 150 g Feta • 100 g schwarze Oliven ohne Stein

Für das Dressing:
1 kleine Knoblauchzehe • 2 EL Olivenöl • 1 ½ EL Balsamessig • ½ TL Senf • frisch gemahlener schwarzer Pfeffer • Salz

- Die Pinienkerne in einer beschichteten Pfanne ohne Fett rösten, bis sie zu duften beginnen. Möhren waschen oder schälen und fein raspeln. Avocado halbieren, Stein entfernen, das Fruchtfleisch auslösen, in kleine Stücke schneiden und mit Zitronensaft beträufeln. Feta würfeln. Möhren, Avocado, Feta, Pinienkerne und Oliven vermengen.

- Für das Dressing Knoblauch schälen und durchpressen. Mit allen anderen Zutaten verquirlen.

- Das Dressing unter das Gemüse heben und den Salat kurz durchziehen lassen.

Eisen und Vitamin C satt!

Petersiliensalat nach Tabouleh-Art

4 Portionen als Beilage

15 Minuten mit/30 Minuten ohne Küchenmaschine plus 30 Minuten Ruhezeit

- 50 g Bulgur (grober Weizenvollkorngrieß)
- 1 Bund glatte Petersilie (ca. 80 g)
- ½ rote Paprikaschote
- 1 feste Tomate
- ¼ Salatgurke
- 1 kleine rote Zwiebel oder 2 Frühlingszwiebeln
- 2 EL Olivenöl
- Salz
- frisch gemahlener schwarzer Pfeffer
- frisch gepresster Saft von ½ Zitrone

● Bulgur mit 100 ml heißem Wasser übergießen und ein paar Minuten quellen lassen. Petersilie waschen, trocken schütteln und fein hacken. Paprika vierteln, Samen und Scheidewände entfernen, Schote waschen und klein schneiden. Tomate waschen, vierteln und die Kerne entfernen, Tomate klein schneiden. Gurke schälen und klein schneiden. Zwiebel schälen und fein hacken.

● Alles vermischen und mit Olivenöl, Salz, Pfeffer und Zitronensaft anmachen. Im Kühlschrank mindestens 30 Minuten ziehen lassen.

Variante Traditionell wird Tabouleh mit Bulgur aus Weizen zubereitet, aber Sie können auch Couscous oder ein Pseudogetreide wie Quinoa verwenden. Das klassische Tabouleh wird zudem meist mit Petersilie und Minze gemacht, einfach ausprobieren.

Tipps Hält sich im Schraubglas im Kühlschrank 1 bis 2 Tage.
Hier lohnt sich eine Küchenmaschine mit Schnitzelwerk bzw. ein »Food Processor«, denn man kann alles nacheinander reinwerfen und ist innerhalb weniger Minuten fertig.

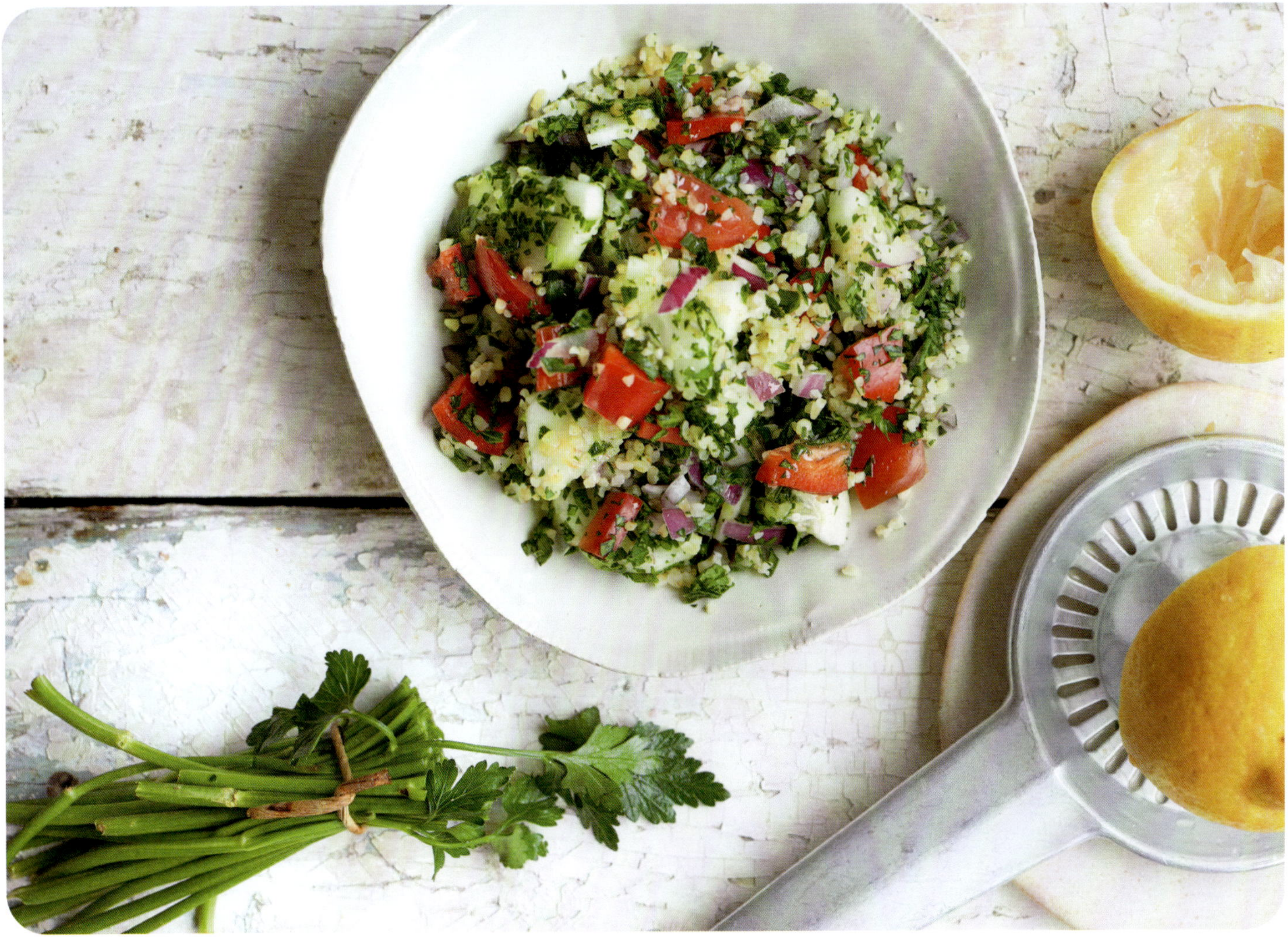

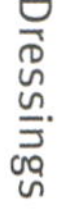

Dips und Saucen

Mit leckeren Dips und Saucen können Sie auch wählerischen Gemüsevermeidungs-Spezialisten manches schmackhaft machen, was sonst verschmäht wird. Es gibt die verschiedensten Dips auch fertig zu kaufen, ich finde aber frisch zubereitete leckerer (selbst gemacht oder erhältlich an der Frischetheke, z.B. in türkischen oder arabischen Lebensmittelgeschäften).

Klassiker aus dem Orient

Hummus

4 Portionen
⏲ 10 Minuten

120 g (ca. ½ Glas) Kichererbsen • 1 kleine Knoblauchzehe • 1 EL Olivenöl • 1 EL Tahin (Sesammus) • 1 EL frisch gepresster Zitronensaft • 1 gestr. TL Kreuzkümmel • Salz • frisch gemahlener schwarzer Pfeffer

● Kichererbsen in einem Sieb mit kaltem Wasser abspülen und abtropfen lassen. Knoblauch schälen und durchpressen.

● Alle Zutaten mit 1–2 EL Wasser im Mixer zu einer cremigen Masse rühren. Falls diese zu zäh wird, etwas mehr Wasser oder Zitronensaft dazugeben.

Das passt dazu Schmeckt lecker zu Gemüsesticks oder Tortillachips.

Tipp Ist im Schraubglas mehrere Tage im Kühlschrank haltbar.

À la Tsatsiki

Kräuterquark

4 kleine Portionen
10 Minuten

¼ Bio-Salatgurke (ca. 6 cm) • 1 Frühlingszwiebel • 1 kleine Knoblauchzehe • 250 g Magerquark (probieren Sie auch mal Schafs- oder Ziegenquark!) • 1–2 EL Milch (alternativ Sojasahne) • Salz

- Gurke gründlich waschen und ungeschält zuerst in Streifen, dann in kleine Ecken schneiden. Frühlingszwiebel putzen, waschen und in dünne Ringe schneiden. Knoblauch schälen und durchpressen.

- Quark mit Milch und Knoblauch mit einem Schneebesen zu einer cremigen Masse rühren und mit Salz abschmecken. Die Gurken- und Zwiebelstückchen unterheben.

Das passt dazu z. B. Rosmarinkartöffelchen (Seite 112), Gyros (Seite 96) oder einfach so aufs Brot.

Variante Sie können den Quark nach Belieben mit Kräutern (Schnittlauch, Petersilie) oder auch anderem Gemüse wie Paprika oder Radieschen geschmacklich abwandeln.

Frisch und cremig

Joghurt-Minz-Dip

4 Portionen
10 Minuten

400 g Joghurt (besonders lecker: griechischer Joghurt) • 2 EL getrocknete Minze • 2 EL gehackte frische Minze • 1 Prise Salz • 1 Spritzer frisch gepresster Zitronensaft

Für die Deko:
1 Prise edelsüßes Paprikapulver • 1 Schuss Olivenöl

- Alle Zutaten verrühren, zuletzt mit Paprikapulver und Olivenöl spiralförmig verzieren.

Klassiker für Feinschmecker

Avocadodip

4 kleine Portionen
5 Minuten

1 weiche Avocado • 1 kleine Knoblauchzehe • frisch gepresster Saft von ½ Zitrone • ½ Becher saure Sahne (75 g) • Salz • frisch gemahlener schwarzer Pfeffer

- Avocado halbieren, Stein entfernen und das Fruchtfleisch herausnehmen. Knoblauch schälen und grob hacken.

- Alle Zutaten in einem Mixer oder mit dem Pürierstab zu einer Creme rühren und in eine hübsche Schüssel füllen.

Das passt dazu Sehr lecker mit Tortillachips, z. B. zu Chili (Seite 100).

Blitzschnell

Käse-Pastasauce

4 Portionen
⏲ 10 Minuten

100 ml Milch • 150 mg Frischkäse • 40 g Parmesan (oder Montello) • ein paar Blättchen frisches Basilikum

- Einen kleinen Topf mit kaltem Wasser ausspülen. Milch und Frischkäse darin mit einem Schneebesen klümpchenfrei gut verrühren. Parmesan reiben und unterrühren.

- Bei schwacher Hitze und unter ständigem Rühren ganz langsam erhitzen, sodass der Käse sich auflöst und eine cremige Sauce entsteht. Vorsicht: Nicht zu heiß werden oder gar kochen lassen, dann flockt die Sauce aus!

- Sauce einen Moment stehen lassen, dann wird sie etwas fester. Nochmals umrühren und nach Bedarf etwas salzen. Basilikum waschen, trocken schütteln, Blättchen klein zupfen und dazugeben, fertig.

Das passt dazu Schmetterlingsnudeln (Farfalle).

Nicht weniger schnell

Gorgonzolasauce*

4 Portionen
⏲ 10 Minuten

100 ml Milch • 100 g cremiger Gorgonzola • ½ Becher saure Sahne (75 g) • Salz • eine Handvoll Basilikumblättchen

- Einen kleinen Topf mit kaltem Wasser ausspülen und die Milch darin erwärmen.

- Gorgonzola in Stücken in die Milch geben und bei sehr schwacher Hitze darin schmelzen. Mit einem Schneebesen glatt rühren.

- Saure Sahne einrühren und kurz mit erwärmen. Abschließend mit Salz abschmecken. Basilikum waschen, trocken schütteln, Blättchen klein zupfen und darüberstreuen.

Das passt dazu Schmetterlingsnudeln oder Gnocchi.

Tipp Je nachdem, wie intensiv die Sauce schmecken soll, können die Anteile von Käse und saurer Sahne variiert werden (oder wenn es weniger fetthaltig sein soll. Ich gebe zu, die Sauce ist vor allem lecker und weniger gesundheitsfördernd …)
Falls was übrigbleibt: Die Sauce wird beim Abkühlen fest und eignet sich als Brotaufstrich.

* Gorgonzola enthält tierisches Lab

Senfsauce

Für 4 Portionen
⏲ 15 Minuten

1 EL Butter • 1 EL Mehl • 250–300 ml warme Gemüsebrühe • Salz • frisch gemahlener schwarzer Pfeffer • frisch geriebene Muskatnuss • 1 Schuss Essig • 1–2 EL Senf (z.B. Dijon-Senf) • 100 g Sahne oder Sojasahne • 1 Bund Schnittlauch • 1 Prise getrockneter Estragon

- Die Butter in einem Topf schmelzen und das Mehl einrühren, bis eine glatte Masse entstanden ist.

- Die Brühe unter stetigem Rühren zugeben und kurz aufkochen. Mit Salz, Pfeffer und Muskat würzen.

- Dann Essig, Senf und Sahne einrühren und noch einmal gut abschmecken.

- Zum Schluss Schnittlauch waschen, trocken schütteln und in Röllchen schneiden, mit dem Estragon zusammen unterrühren.

Das passt dazu Hart gekochte Eier oder Soleier mit Salzkartoffeln oder aber vegetarische »Fischstäbchen« mit Kartoffelpüree.

Bärlauchpesto

Für 4 Portionen
⏲ 10 Minuten

50 g frischer Bärlauch • 35 g Parmesan (oder Montello) • 30 g Walnuss • 30 g Cashewkerne • 75 ml Olivenöl • ½ EL frisch gepresster Zitronensaft • Salz

- Bärlauch waschen und trocken schütteln. Parmesan bzw. Montello reiben.

- Bärlauch mit Walnüssen und Cashewkernen in einem Standmixer oder mit dem Pürierstab zu einer sämigen Masse mixen.

- Olivenöl, Zitronensaft, geriebenen Käse und Salz hinzugeben und wieder mixen.

Das passt dazu Alle Arten von Pasta, z. B. Spaghetti oder Rigatoni. Oder als Basilikumpesto-Alternative zu Mozzarella mit Tomaten.

Geht schnell und schmeckt immer

Linsenbolognese

4 Portionen
35 Minuten

1 Zwiebel • 1 Knoblauchzehe • 2 große Möhren • 3 EL Olivenöl • 200 g rote Linsen • 4 EL Tomatenmark • 1 l Gemüsebrühe • 1 Spritzer Weißweinessig • italienische Kräuter • Salz • frisch gemahlener schwarzer Pfeffer

- Zwiebel, Knoblauch und Möhren schälen und in kleine Würfel schneiden. Olivenöl erhitzen und die Würfel darin anschwitzen.

- In der Zwischenzeit die Linsen in einem Sieb waschen. Zu den Möhren geben und kurz mitdünsten. Tomatenmark hinzufügen und unter Rühren anrösten. Mit Brühe und Essig ablöschen. Alles aufkochen lassen und kräftig mit den Kräutern würzen.

- Etwa 15 Minuten köcheln lassen, bis die Linsen gar sind, dann mit Salz und Pfeffer abschmecken.

Das passt dazu Spaghetti, Makkaroni oder Penne.

Tomatensalsa

Für 4 Portionen
45 Minuten

¼ gelbe Paprikaschote • ¼ grüne Paprikaschote • ½ Knoblauchzehe • ½ Zwiebel • ½ rote Chilischote • 2 TL Öl • 2 EL heller Balsamico • 400 g geschälte Tomaten • Salz • frisch gemahlener schwarzer Pfeffer • Paprikapulver • Kreuzkümmel

- Den Backofen auf 200 °C vorheizen und ein Backblech mit Backpapier belegen. Paprika darauflegen und 5–10 Minuten backen, bis die Haut schwarze Blasen bildet. Herausnehmen, mit Frischhaltefolie abdecken und nach 5 Minuten die Haut abziehen.

- Knoblauch und Zwiebel schälen, Chili waschen und die Kerne entfernen. Alles sehr fein hacken. Paprikaschoten sehr fein würfeln.

- Öl in einem Topf erhitzen und Knoblauch, Zwiebeln, Chili und Paprika darin andünsten. Mit Essig ablöschen.

- Tomaten mit dem Saft aus der Dose in den Topf geben und mit dem Kartoffelstampfer zerdrücken. Mit den Gewürzen abschmecken und ca. 10 Minuten kochen, bis die Tomaten etwas zerfallen.

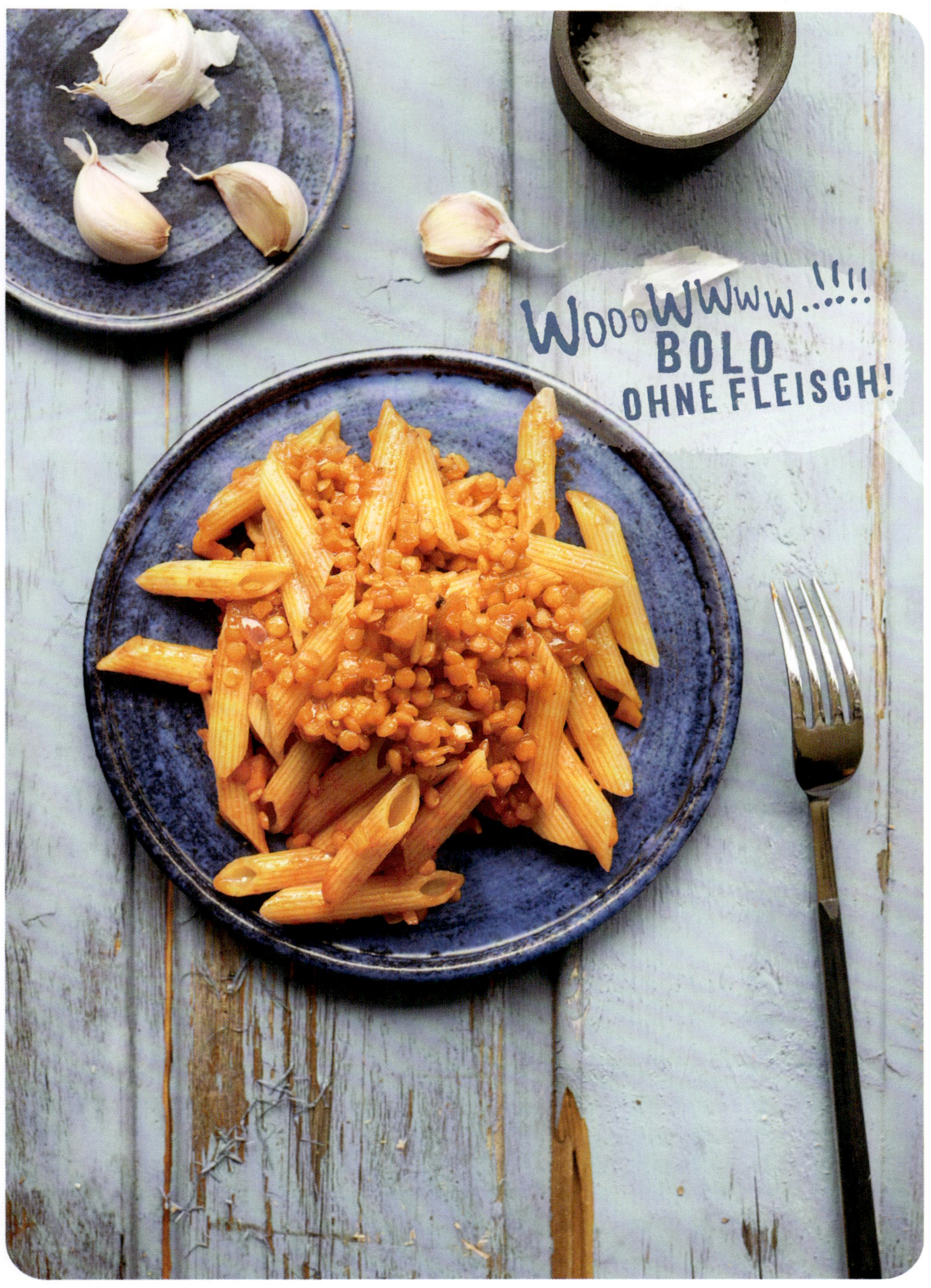
WoooWWww...!!!!
BOLO
OHNE FLEISCH!

Süßspeisen und Desserts

Auch die Lust auf Süßes lässt sich nutzen, um für eine ordentliche Portion gesunder Nährstoffe zu sorgen. Am besten immer bald nach der Hauptmahlzeit anbieten, das führt zu einem langsameren Blutzuckeranstieg. Auch als Hauptspeise ist eine Süßspeise zwischendurch okay, solange die vegetarische Ernährung Ihres Teenagers nicht vorwiegend aus Waffeln mit Schokocreme, Crêpes mit Erdbeermarmelade, Milchreis oder Apfelbrotauflauf besteht.

Super Start in den Tag!

Porridge

1 Portion
10 Minuten

1 kleiner Apfel • 1 EL Nüsse • 200 ml Milch oder Pflanzendrink (z. B. Hafer- oder Mandeldrink; wem es auf eine gute Eisenaufnahme ankommt: ohne Kalziumzusatz) • 4 gehäufte EL (ca. 40 g) feine Getreideflocken (z. B. Dinkelvollkornflocken) • 1 EL Rosinen

- Den Apfel waschen, vierteln, das Kerngehäuse entfernen und das Fruchtfleisch klein schneiden. Nüsse hacken.
- Einen kleinen Topf mit kaltem Wasser ausspülen, Milch oder Pflanzendrink zum Kochen bringen.
- Getreideflocken einrühren, ein paar Minuten unter gelegentlichem Umrühren mitköcheln lassen, dann 3–4 Minuten mit geschlossenem Deckel quellen lassen, zuletzt nochmal umrühren.
- Nüsse und Apfel untermengen und alles in einen tiefen Teller geben.

Variante Dazu passen auch alle möglichen anderen (Trocken-)Obstsorten, lecker sind im Sommer z. B. Beeren.

Für grenzenlose Fantasie

Obstsalat

4 Portionen
⏲ 10–15 Minuten

Basis:
- 1 Banane
- 1 (ungeschälter) Apfel
- 1 (ungeschälte) Birne
- frisch gepresster Saft von ½ Zitrone

Dazu:
- was Saison und Geschmack hergeben (s.u.)

● »Wie banal«, denken Sie jetzt vielleicht, aber Obstsalat ist eine genial simple Art, Vitamine und Ballaststoffe an bzw. ins Kind zu bringen. Ein appetitlich präsentierter Obstsalat trifft meist auf mehr Begeisterung als Obststücke, die womöglich erst geschält oder anderweitig vor dem Genuss bearbeitet werden müssen – für manchen Jugendlichen eine schier unüberwindbare Barriere.

● Ich verwende als Basis immer die o.g. Zutaten. Dazu kommen im Winter z.B. Mango, Granatapfelkerne, Orangen und Kiwi. Im Sommer bieten sich alle Arten Beeren, Honigmelone, Trauben und Aprikosen an.

● Geben Sie eine Handvoll Mandelstifte oder zerkleinerte Walnüsse dazu, und schon haben Sie einen sehr leckeren abwechslungsreichen gesunden Nachtisch bzw. eine Ergänzung zum Frühstück oder Brunch. Wegen Vitaminverlust möglichst frisch verzehren!

Himbeereis

Für 4 Portionen
5 Minuten

600 g Magerquark • 600 g TK-Himbeeren • 2 TL flüssiger Honig nach Belieben

- Quark, gefrorene Himbeeren und Honig nach Belieben in einen Mixer geben und gut durchrühren. Sofort genießen.

Apfelcrumble mit Haferflockenstreuseln

Für 4 Personen
10 Minuten plus 25 Minuten Backzeit

Für die Apfel-Basis:
Fett für die Form • 3 säuerliche Äpfel (ca. 500 g) • 2 EL frisch gepresster Zitronensaft • 1 ½ EL Zucker • ¼ TL Zimt

Für die Streusel:
100 g kalte Butter • 125 g Weizen- oder Dinkelmehl • 50 g kernige Haferflocken • 60 g Zucker • 1 Prise Salz • ¼ TL Zimt

- Den Backofen auf 180 °C vorheizen. Vier ofenfeste Förmchen oder eine mittelgroße Auflaufform etwas einfetten.

- Äpfel schälen, vierteln, Kerngehäuse entfernen und das Fruchtfleisch in kleine Würfel schneiden. Mit Zitronensaft, Zucker und Zimt mischen und in den Förmchen verteilen.

- Für die Streusel die kalte Butter in Flöckchen mit Mehl, Haferflocken, Zucker, Salz und Zimt verkneten. Mit den Fingern zu Streuseln formen.

- Die Streusel großzügig auf den Äpfeln verteilen. Die Crumbles 25 Minuten im vorgeheizten Ofen backen.

Das passt dazu Am besten lauwarm servieren, mit etwas Vanillesauce oder -eis.

Uroma Gretes Geheimrezept!

Apfel-Reis-Auflauf

4 Portionen
20 Minuten plus 1 Stunde Backzeit

4 mittelgroße säuerliche Äpfel (ca. 500 g) • 70 g weiche Butter • 2 Eier • 1 Prise Salz • 1 Pck. Vanillezucker • 80 g Zucker • 500 g Magerquark • 500 ml Milch • 130 g Rundkornreis • Fett für die Form • Zimt

- Den Backofen auf 180–200 °C vorheizen. Äpfel waschen, achteln, Kerngehäuse entfernen und das Fruchtfleisch in kleine Stücke schneiden.

- Butter, Eier, Salz, Vanillezucker, Zucker Quark und Milch mischen, am Schluss den Reis und zuletzt die Apfelstücke dazugeben.

- Die flüssige Masse in eine gefettete Auflaufform geben, nochmal alles durchmischen und im vorgeheizten Backofen ca. 1 Stunde goldbraun überbacken.

- Den Zimt dazu reichen.

Variante Sie können auch anderes für Auflauf geeignetes Obst verwenden (z. B. Sauerkirschen oder Birnen).

knusprig und süß

Haferkekse

4 Portionen
15 Minuten plus 20 Minuten Backzeit

125 g Butter • 175 g Rohrohrzucker • 1 Pck. Vanillezucker • 1 Prise Salz • 1 Ei (M) • 75 g gemahlene Mandeln • 100 g feine Haferflocken • 75 g Dinkelmehl (Type 1050) • 1 gestrichener TL Backpulver

- Den Backofen auf 180 °C vorheizen. Die Butter in einer Schüssel mit dem Handrührgerät ca. 3 Minuten schaumig schlagen.

- Zucker, Vanillezucker, Salz und Ei nacheinander unterrühren. Dann Mandeln, Haferflocken, Mehl und Backpulver mischen und nach und nach untermischen.

- 2 Backbleche mit Backpapier auslegen. Mit einem Teelöffel kleine Teigportionen daraufsetzen, dabei genügend Abstand lassen, da die Kekse beim Backen auseinanderlaufen. Kekse auf den Blechen nacheinander je 10 Minuten goldgelb backen.

Protein süß verpackt

Sabines Grieß-Quark-Nockerln mit Früchtepüree

18–20 Stück/4 Portionen als Zwischenmahlzeit oder Dessert
⏲ 40 Minuten plus 1 Stunde Kühlzeit

Für die Nockerln:
- 500 g Magerquark
- 1 EL Zucker
- 1 Pck. Vanillezucker
- 3 gehäufte EL Dinkelgrieß
- 1–2 EL Olivenöl
- 5 EL Semmelbrösel
- 4–5 EL Rapsöl

Für das Püree:
- 250 g frische Beeren (z. B. Himbeeren; alternativ TK)
- 1 EL Puderzucker

● Quark mit Zucker, Vanillezucker und Grieß mit dem Handrührgerät oder in der Küchenmaschine verrühren, zuletzt Olivenöl dazugeben.

● Die Masse ca. 1 Stunde abgedeckt im Kühlschrank quellen lassen.

● In der Zwischenzeit für das Früchtepüree die Beeren säubern, mit dem Puderzucker pürieren und kalt stellen (TK-Beeren vor dem Pürieren etwas antauen lassen).

● Wasser in einem großen Topf zum Kochen bringen, dann die Hitze etwas reduzieren, sodass das Wasser nur noch köchelt. In dieser Zeit mit 2 Esslöffeln schöne Nockerl aus der Quarkmasse formen. In das köchelnde Wasser gleiten lassen und 8–10 Minuten leicht köcheln lassen (nicht zu lange, sonst zerfallen sie). Nockerln mit einem Sieblöffel abschöpfen, abtropfen und etwas abkühlen lassen.

● Die Nockerln in Semmelbrösel wälzen und in Rapsöl von allen Seiten goldbraun anbraten.

Variante Dazu passt auch anderes Obstmus nach Wahl.

Tipp Falls Beerenpüree übrig bleibt, als Frühstück-Brotaufstrich auf Frischkäse verwenden.

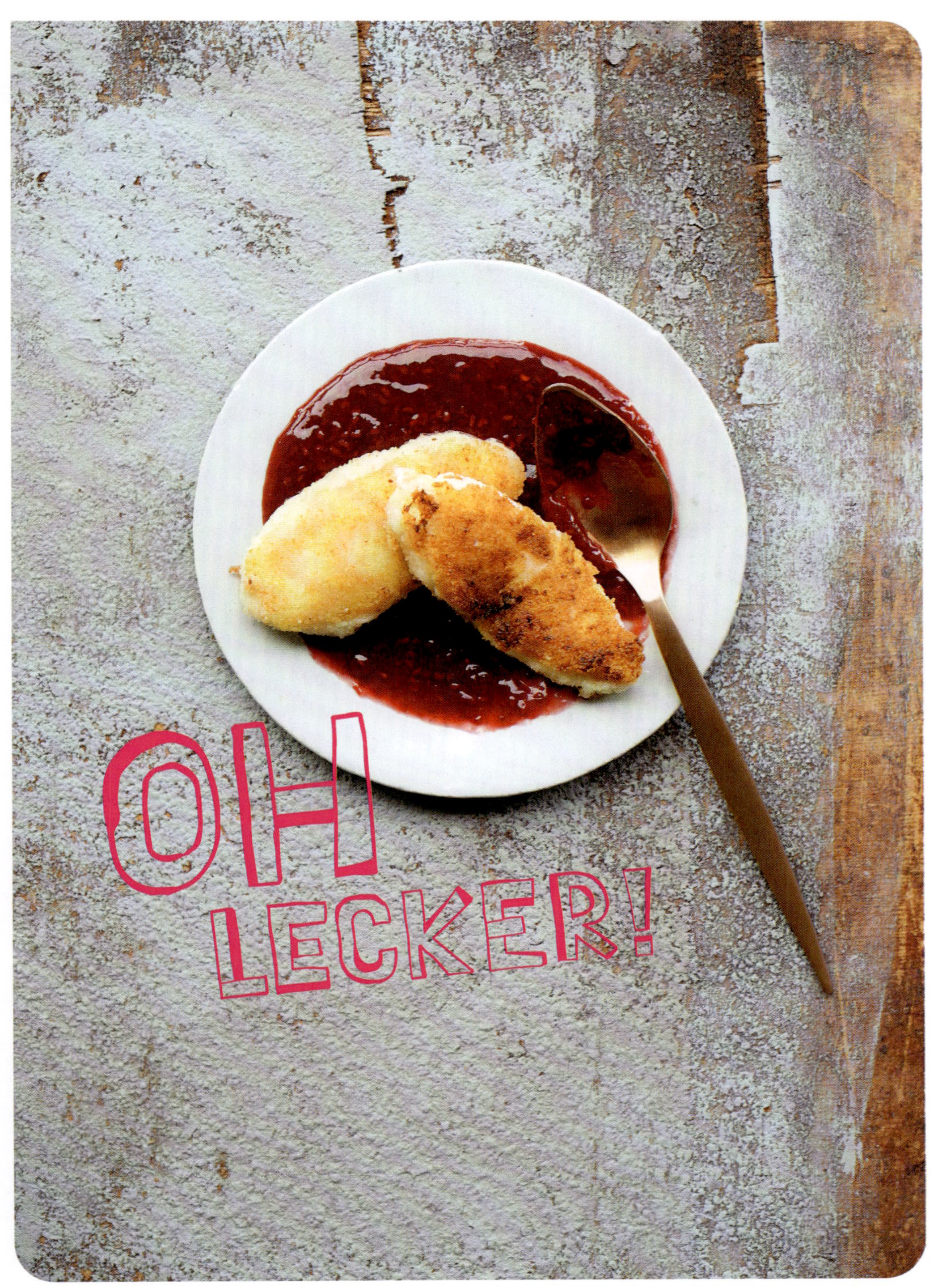
OH
LECKER!

Flüssiges Gold

Smoothies

Unverarbeitetes Obst ist am nährstoffreichsten, das gilt auch für viele Gemüsesorten. Erwiesenermaßen lässt sich der Obst- und Gemüseverzehr von Jugendlichen mithilfe von Smoothies deutlich steigern. Die Bezeichnung Smoothie leitet sich vom englischen *smooth* (glatt, geschmeidig, weich) ab, frei übersetzt mit »Püreesaft«. Im Gegensatz zu Säften wird für einen Smoothie die ganze Frucht bzw. das ganze Gemüse verwendet, was Smoothies für die Ernährung deutlich wertvoller macht.

Es gibt unzählige Rezeptsammlungen mit allen möglichen und unmöglichen Variationen und mittlerweile überschwemmt die Lebensmittelindustrie den Markt mit Fertigprodukten. Der unschlagbare Vorteil des Selbermachens liegt natürlich darin, dass Sie selbst genau bestimmen können, was drin ist und was nicht – und dass die Zutaten frisch und noch alle wertvollen Nährstoffe enthalten sind. Wichtig ist ein guter Smoothie-Macher (siehe auch Kapitel »Helferlein in Küche Haushalt« Seite 91).

Über die Frage, wie sich der ernährungsphysiologisch optimale Smoothie zusammensetzt, ließe sich lange forschen und recherchieren – und noch länger kontrovers diskutieren. In der nebenstehenden Tabelle finden Sie Zutaten und Alternativen, die ich nach einigem Herumprobieren selbst gerne verwende, aber Ihrer Kreativität sind hier natürlich keine Grenzen gesetzt! Es lohnt sich, einfach mal draufloszumixen und dabei die in diesem Buch ausgeführten Tipps und Anregungen zu beachten. Oder Sie lassen Ihre Kinder selbst testen, was ihnen schmeckt. Wichtig ist erst mal ein Einstieg, Sie können später immer noch den Gemüseanteil aufstocken und das ein oder andere dazumogeln. Meine Tochter meinte neulich ganz trocken: »Mama, ich will lieber gar nicht wissen, was du da so alles reinpackst!« Auch hier werden Sie feststellen, dass sich das Geschmacksempfinden im Laufe der Zeit überraschend verändern kann.

Reine Obst-Smoothies sind ziemliche Säure- und Fruktose-Bomben (s. dazu auch das Kapitel zur Zahngesundheit Seite 80). Daher kombiniere ich Obst immer mit Gemüse, gesunden Fetten und Ballaststoffen, dann kann der Körper Energie und Nährstoffe auch gut verwerten. Die Konsistenz ist idealerweise so, dass er nicht einfach getrunken, sondern eher gelöffelt und ein bisschen gekaut wird, so macht er auch länger satt. Alle Zutaten sollten möglichst frisch, gründlich gewaschen und – wenn möglich – ungeschält verwendet werden. Smoothies sollten nicht lange stehen, da sonst Vitamine verloren gehen. Zusätzliches Süßen ist überflüssig.

Smoothies eignen sich auch als ideale »Vehikel« für unbeliebteres Obst und Gemüse und als tolle Verwertungsmöglichkeit für anderweitig Verschmähtes, z. B. für die braungefleckte Banane, die am Ende immer von uns Eltern gegessen werden muss. Mit etwas Übung dauert die Zubereitung nur ein paar Minuten und alle haben damit einen guten Start in den Tag (sowie ein oder zwei Häkchen in der mentalen Checkliste Seite 78).

Smoothie-Beispiel fürs Frühstück (reicht für 3–4 Gläser)

Zutaten	Alternativ geht auch	Dran denken/gut zu wissen
1 Blatt dunkles Blattgemüse	Grünkohl, Feldsalat, Rucola, Mangold, Brennnessel oder frisches zartes Blattgrün von Radieschen, vorgekochte Rote Bete*, Stangensellerie*, Kohlrabi ...	Für die Eisenaufnahme wird Vitamin C benötigt! Babyblattspinat ist auch lecker, hemmt jedoch etwas die Kalzium-Aufnahme.
1 Blatt Weiß-/Spitzkohl	Rotkohl	u. a. gute Vitamin-C-Quelle.
1 kleine Möhre	–	Vitamin A ist fettlöslich, daher auch Fetthaltiges zufügen.
1/4 Avocado und/oder 1 TL Mandelmus	Sesammus oder anderes Nussmus	Sorgen für cremige Konsistenz und liefern wertvolle Fette.
4 Paranüsse und 5 Mandeln	Walnüsse, Haselnüsse, Cashewkerne ...	Paranüsse enthalten reichlich Selen; Nüsse liefern u. a. wertvolle Fette und Kalzium.
1 EL Sesam	Lein-, Floh-, Chiasamen ...	Liefern u. a. Ballaststoffe, wertvolle Fette und Kalzium.
½ kleine Banane	–	Vorsichtig »dosieren«, Banane schmeckt schnell dominant.
½ kleiner Apfel	Birne	Schale dran lassen wegen der sekundären Pflanzenstoffe, Ballaststoffe und Vitamine.
½ Kiwi	Stachelbeeren	Kiwi sollte nicht überreif sein.
1 Handvoll gemischte Beeren (Himbeeren, Heidelbeeren, Johannisbeeren)	andere leckere Beeren	TK-Beeren eignen sich auch. Ein paar wenige Himbeeren lassen jeden Smoothie wie einen Beerensmoothie aussehen und schmecken auch sehr intensiv.
1 Stückchen Mango	Ananas/andere exotische Früchte, oder Pflaumen, Mirabellen, Melone, Trauben, (eingeweichte) Trockenfrüchte wie Aprikosen oder Feigen ...	TK-Obst eignet sich auch.
frisch gepresster Saft von ½ Zitrone	frisch gepresster Orangensaft	Als Vitamin-C-Quelle, verbessert die Eisenresorption; Hagebuttenpulver und Acerolasaft können auch als Vitamin-C-Quelle genutzt werden.
am besten Wasser	z. B. Milch, Kokosmilch, Pflanzendrinks, Saft	Milch verringert die Eisen-Resorption.

*Vorsicht, schmecken sehr intensiv

Danksagung

Dieses Buch wäre nicht ohne die Erkenntnisse zahlreicher Expertinnen und Experten und anderer Autorinnen und Autoren möglich gewesen. Ihnen gilt mein Respekt und großer Dank für ihre Arbeit.

Wunderbar betreut fühle ich mich durch meine Literaturagentin Gudrun Hebel und ihre Mitarbeiterin Mona Pfletschinger. Was für ein Glücksgriff für einen Neuling wie mich, danke schön!

Bedanken möchte ich mich auch herzlichst beim TRIAS Verlag und seinem großartigen Team, insbesondere bei Uta Spieldiener, bei Annalena Müller und meiner Lektorin Bettina Snowdon, und natürlich bei Frau Sonntag für die wunderbaren Fotografien und Ilustrationen sowie bei Frau Schneider für die gelungenen Teenie-Fotos.

Überaus hilfreich war für mich der Sachbuch-Autorenworkshop und die Beratung durch die Autorin Sigrid Engelbrecht, die mir gezeigt haben, dass ich mit der Umsetzung meiner Buchidee auf dem richtigen Weg war.

Meinen lieben Interviewpartnerinnen und -partnern danke ich für die tollen und hilfreichen Gespräche. Herzlichen Dank auch an Lena, Andrea, Ina und Susanne für euer konstruktives und positives Feedback zum Manuskript. Großen Dank auch an alle, die Ihre Rezeptideen beigesteuert haben (sie sind meist namentlich dort genannt), darunter meine Schwester Sabine und Jonathan, der Neffe meines Mannes (der sich zusammen mit seiner Ernährungswissenschaftenstudentinnen-WG tolle Kreationen ausgedacht hat) sowie Frau Snowdon, die mich an ihrem Rezepteschatz hat teilhaben lassen.

Wärmstens bedanken möchte ich mich bei meiner (potenziellen) Leserschaft – ohne Sie hätte ich dieses Projekt nie in Angriff genommen! Dabei hatte ich beim Schreiben nicht nur viel Spaß, sondern konnte auch unheimlich viel dazulernen!

Meiner Familie, meinem wunderbaren Mann und meinen beiden fabelhaften Kindern gebührt der größte Dank – für ihre Unterstützung, ihre Geduld und die Bereitschaft, den Wahrheitsgehalt meiner Aussagen und die Tauglichkeit der Rezeptideen an ihnen zu testen!

Stichwortverzeichnis

Weiterführende Literatur und Links

Kleine Geschichte des Vegetarismus

Leitzmann C., Keller M. Vegetarische Ernährung. 4., aktualisierte Auflage, Verlag Eugen Ulmer Stuttgart, 2020

Vegetarismus – eine kleine Begriffsgeschichte 18.3.2018 Blog zum von der Stadt Wien geförderten

Forschungsprojekt »Die Wiener Vegetarier/innen-Bewegung 1870–1938. Argumente, Akteure, Adressen«. veggie.hypotheses.org/272 (letzter Zugriff 8.4.2020)

Wer is(s)t was?

Braun J, Blickle P. Ernährungstypen: Wer isst was? Flexitarier, Frutarier, Vegetarier, Veganer. Da blickt doch kein Mensch mehr durch! Zeit Online 28. Oktober 2013 www.zeit.de/lebensart/essen-trinken/2013–10/infografik-artikel-ernaehrungsarten (letzter Zugriff 8.4.2020)

DGE. Formen des Vegetarismus bzw. der vegetarischen Orientierung (Tabelle 1). www.dge.de/wissenschaft/weitere-publikationen/fachinformationen/flexitarier-die-flexiblen-vegetarier/ (letzter Zugriff 8.4.2020)

Strobel G. Vegetarier. Planet Wissen www.planet-wissen.de/gesellschaft/essen/vegetarier/index.html (letzter Zugriff 8.4.2020)

Was uns die Zahlen sagen

Bartsch S. Jugendesskultur: Bedeutungen des Essens für Jugendliche im Kontext Familie und Peergroup 2008. Bundeszentrale für gesundheitliche Aufklärung. Fachheftreihe »Forschung und Praxis der Gesundheitsförderung« www.bzga.de/infomaterialien/fachpublikationen/fachpublikationen/band-30-jugendesskultur/ (letzter Zugriff 8.4.2020) Anmerkung: keine brandaktuelle Erhebung, aber in vielen Punkten immer noch gültig und hochinteressant

Bundesministeriums für Ernährung und Landwirtschaft. Deutschland wie es isst – Der BEML-Ernährungsreport 2019 www.bmel.de/DE/themen/ernaehrung/ernaehrungsreport2019.html (letzter Zugriff 8.4.2020))

Bundesministerium für Umwelt, Naturschutz und nukleare Sicherheit. Fleischkonsum, Umwelt und Klima. Umwelt im Unterricht. 19.9.2019 www.umwelt-im-unterricht.de/hintergrund/fleischkonsum-umwelt-und-klima/ (letzter Zugriff 8.4.2020)

Bundeszentrum für Ernährung (BZfE) www.bzfe.de/inhalt/ueber-das-bzfe-30046.html (letzter Zugriff 8.4.2020)

Destatis Statistisches Bundesamt – Genesis online Bevölkerungsdaten www-genesis.destatis.de/genesis/online/ (letzter Zugriff 8.4.2020)

Forschungsdepartment Kinderernährung www.klinikum-bochum.de/fachbereiche/kinder-und-jugendmedizin/forschungsdepartment-kinderernaehrung.html (letzter Zugriff 8.4.2020)

IN FORM Deutschlands Initiative für gesunde Ernährung und mehr Bewegung. Kriterien für eine ovo-lacto-vegetarische Menuelinie. www.schuleplusessen.de/dge-qualitaetsstandard/gestaltung-der-verpflegung/mittagsverpflegung/ovo-lacto-vegetarische-menuelinie/ (letzter Zugriff 8.4.2020)

KiGGS – Studie des Robert Koch-Instituts zur Gesundheit von Kindern und Jugendlichen in Deutschland www.kiggs-studie.de/deutsch/home.html (letzter Zugriff 8.4.2020)

Krug S, Finger JD, Lange C et al. Sport- und Ernährungsverhalten bei Kindern und Jugendlichen in Deutschland – Querschnittergebnisse aus KiGGS Welle 2 und Trends. Journal of Health Monitoring 2018 3(2) edoc.rki.de/handle/176904/5687 (letzter Zugriff 8.4.2020)

Mensink GBM et al. Lebensmittelverzehr bei Kindern und Jugendlichen in Deutschland. Ergebnisse des Kinder- und Jugendsurveys (KiGGS). Bundesgesundheitsblatt Gesundheitsforschung Gesundheitsschutz 2007; 5(6):609–623

Patelakis E et al. Häufigkeit einer vegetarischen Ernährungsweise bei Kindern und Jugendlichen in Deutschland. Ergebnisse aus ESKiMo II. Ernaehrungs Umschau 5/2019 www.ernaehrungs-umschau.de/print-artikel/13–05–2019-haeufigkeit-einer-vegetarischen-ernaehrungsweise-bei-kindern-und-jugendlichen-in-deutschland/ (letzter Zugriff 8.4.2020)

Richter A, Rabenberg M, Truthmann J et al. Associations between dietary patterns and biomarkers of nutrient status and cardiovascular risk factors among adolescents in Germany: results of the German Health Interview and Examination Survey for Children and Adolescents in Germany (KiGGS). BMC NutritionBMC series 2017 3:4 bmcnutr.biomedcentral.com/articles/10.1186/s40795–016–0123–1 (letzter Zugriff 8.4.2020)

Was bringt es denn, sich vegetarisch zu ernähren?

Kugler G., Schneider A. Vegetarisch essen – Fleisch vergessen. Ärztlicher Ratgeber für Vegetarier und Veganer. 4. Überarbeitete Auflage März 2014, Gabriele Verlag

Leitzmann C., Keller M. Vegetarische Ernährung. 4., aktualisierte Auflage, Verlag Eugen Ulmer Stuttgart, 2020

VeChi-Youth-Studie, www.vechi-youth-studie.de/die-vechi-youth-studie/hintergrund/ (letzter Zugriff 8.4.2020)

Vegetarisch? Warum nicht gleich vegan?

Alexy U. Vegetarische oder vegane Ernährung in der Kindheit – Was ist zu beachten? Kinder- und Jugendarzt 2019; Nr.5/19 www.kinder-undjugendarzt.de/download/50.(68.)Jahrgang2019/KJA_5–2019_Web.pdf (letzter Zugriff 8.4.2020)

Deutsche Gesellschaft für Kinder- und Jugendmedizin e.V. (DGKJ). Vegetarische Kostformen im Kindes- und Jugendalter. Stellungnahme der Ernährungskommission der Deutschen Gesellschaft für Kinder- und Jugendmedizin e.V. (DGKJ). Monatsschr Kinderheilkd veröffentlicht online 6.8.2018 www.dgkj.de/fileadmin/user_upload/Stellungnahmen/1808_DGKJ_VegetarischeKost.pdf (letzter Zugriff 8.4.2020)

Deutsche Gesellschaft für Ernährung e.V. Ausgewählte Fragen und Antworten zu veganer Ernährung. Dezember 2016. www.dge.de/wissenschaft/weitere-publikationen/faqs/ausgewaehlte-fragen-und-antworten-zu-veganer-ernaehrung/ (letzter Zugriff 8.4.2020)

Interviews mit Antje Gahl, Ernährungswissenschaftlerin und Pressesprecherin der Deutschen Gesellschaft für Ernährung (DGE), z. B. aus 2016 istdasvegan.eu/2016/06/interview-mit-antje-gahl-dge-ueber-das-positionspapier-vegane-ernaehrung/ (letzter Zugriff 8.4.2020)

Kersting M. et al. Von Nährstoffen zu Lebensmitteln und Mahlzeiten: das Konzept der Optimierten Mischkost für Kinder und Jugendliche in Deutschland. Aktuel Ernährungsmed 2017; 42:304–315 www.klinikum-bochum.de/files/klinikum-bochum/dokumente/fachbereiche/kinder-und-jugendmedizin/Sonstiges/OMK%20Akt%20Ernmed%202017_Kersting_Online-PDF.pdf (letzter Zugriff 8.4.2020)

Kersting M. et al. Vegetarische Kostformen in der Kinderernährung? Eine Bewertung aus Pädiatrie und Ernährungswissenschaft. Aktuel Ernährungsmed 2018; 43:78–85 www.klinikum-bochum.de/files/klinikum-bochum/dokumente/fachbereiche/kinder-und-jugendmedizin/Sonstiges/Vegetarisch%20Akt%20Ernmed%20 2018_Kersting_Online-PDF.pdf (letzter Zugriff 8.4.2020)

Leitzmann C., Keller M. Vegetarische Ernährung. 4., aktualisierte Auflage, Verlag Eugen Ulmer Stuttgart, 2020

Vegetarierbund Österreich www.vebu.at

ProVeg International/Deutschland proveg.com/de/ (letzter Zugriff 8.4.2020)

Richter M, Boeing H, Grünewald-Funk D, et al. für die DGE (2016) Vegane Ernährung. Position der deutschen Gesellschaft für Ernährung e.V. (DGE). Ernährungs Umschau 63(04): 92–102. Erratum in: 63(05): M262. www.ernaehrungs-umschau.de/fileadmin/Ernaehrungs-Umschau/pdfs/pdf_2016/04_16/EU04_2016_M220-M230.pdf (letzter Zugriff 8.4.2020)

Rittenau Niko. Vegan-Klischee ade!: Wissenschaftliche Antworten auf kritische Fragen zu veganer Ernährung. Ventil Verlag; Auflage: 5., verb. Aufl. (12. September 2018)

swissveg https://www.swissveg.ch

Vegan taste week, Internetseite der Albert Schweitzer Stiftung für unsere Mitwelt vegan-taste-week.de/ernaehrung (letzter Zugriff 8.4.2020)

Essstörungen – der schmale Grat

Bundeszentrale für gesundheitliche Aufklärung (BZgA), Informationsbroschüren unter www.bzga-essstoerungen.de/materialien/ (letzter Zugriff 8.4.2020)

Harrison G., Pope, Katharine A. Phillips, Roberto Olivardia. Der Adonis Komplex. Schönheitswahn und Körperkult bei Männern. dtv 2001

Orthorexie – Zwanghaft gesund essen müssen. Auf der Webseite »Neurologen und Psychiater im Netz – Das Informationsportal zur psychischen Gesundheit und Nervenerkrankungen« (Herausgegeben von Berufsverbänden und Fachgesellschaften für Psychiatrie, Kinder- und Jugendpsychiatrie, Psychotherapie, Psychosomatik, Nervenheilkunde und Neurologie aus Deutschland und der Schweiz) dpa Pressetext 7.9.2016 unter www.neurologen-und-psychiater-im-netz.org/psychiatrie-psychosomatik-psychotherapie/news-archiv/meldungen/article/orthorexie-zwanghaft-gesund-essen-muessen/ (letzter Zugriff 8.4.2020)

Hauptnährstoffe – themenübergreifend:

Alexy U., Keller M., Straub S. Vegetarische oder vegane Ernährung in der Kindheit – Was ist zu beachten? Kinder- und Jugendarzt 2019; Nr.5/19 www.kinder-und-jugendarzt.de/download/50.(68.)Jahrgang2019/KJA_5–2019_Web.pdf (letzter Zugriff 8.4.2020)

Baroni L. et al. Planning Well-Balanced Vegetarian Diets in Infants, Children, and Adolescents: The VegPlate Junior. J Acad Nutr Diet 199(7); 1067–1074 www.sciencedirect.com/science/article/pii/S2212267218309432 (letzter Zugriff 8.4.2020)

BUND. Mit Brief und (Bio-)Siegel: Welche Kennzeichnung von Lebensmitteln ist empfehlenswert? www.bund.net/massentierhaltung/haltungskennzeichnung/bio-siegel/ (letzter Zugriff 8.4.2020)

Rudloff S., Bührer C., Jochum F. et al. Vegetarische Kostformen im Kindes- und Jugendalter. Stellungnahme der Ernährungskommission der Deutschen Gesellschaft für Kinder- und Jugendmedizin e.V. (DGKJ). Monatsschr Kinderheilkd 2018:166;999-1005 veröffentlicht online 06.08.2018 www.dgkj.de/fileadmin/user_upload/Stellungnahmen/1808_DGKJ_VegetarischeKost.pdf (letzter Zugriff 8.4.2020)

Deutsche Gesellschaft für Ernährung (DGE). Referenzwerte für die Nährstoffzufuhr www.dge.de/wissenschaft/referenzwerte/ (letzter Zugriff 8.4.2020)

Elmadfa I., Aign W., Muskat E., Fritzsche D. Die große GU Nährwert Kalorien Tabelle. Graefe und Unzer Verlag, Ausgabe 2020/2021

European Vegetarian Union (EVU) 2019. Wie entstand das V-Label? – Die Geschichte des V-Labels www.v-label.eu/de/das-v-label/wie-entstand-das-v-label-geschichte-des-v-labels (letzter Zugriff 8.4.2020)

Kahlhoff H., Lücke T., Kersting M. Praktische Beratung und Betreuung bei vegetarischer Kinderernährung. Empfehlungen aus dem Forschungsdepartment Kinderernährung Bochum. Monatsschr. Kinderheilkd 2019; 803–812 link.springer.com/content/pdf/10.1007%2Fs00112–019–0730–4.pdf (letzter Zugriff 8.4.2020)

Keller M, Leitzmann C. Vegetarische Ernährung. Spiegel der Forschung 1/2011 geb.uni-giessen.de/geb/volltexte/2011/8117/pdf/SdF-2011–01_20–30.pdf (letzter Zugriff 8.4.2020)

Krug S, Finger JD, Lange C et al. Sport- und Ernährungsverhalten bei Kindern und Jugendlichen in Deutschland – Querschnittergebnisse aus KiGGS Welle 2 und Trends. Journal of Health Monitoring 2018 3(2) edoc.rki.de/handle/176904/5687 (letzter Zugriff 8.4.2020)

Leitzmann C., Keller M. Vegetarische Ernährung. 4., aktualisierte Auflage, Verlag Eugen Ulmer Stuttgart, 2020

Leitzmann C. Pflanzen sind mein Fleisch – Vegane Fleischalternativen. Journalistenseminar der Deutschen Gesellschaft für Ernährung e. V. »Vegetarisch und vegan – Nur ein Trend?« November 2015. www.dge.de/fileadmin/public/doc/pm/2015/js2015/Abstract-DGE-JS2015-Fleischalternativen-Leitzmann.pdf (letzter Zugriff 8.4.2020)

Patelakis E et al. Häufigkeit einer vegetarischen Ernährungsweise bei Kindern und Jugendlichen in Deutschland. Ergebnisse aus ESKiMo II. Ernaehrungs Umschau 5/2019 in englischer Sprache frei verfügbar: Patelakis E, Lage Barbosa C, Haftenberger M et al. (2019) Prevalence of vegetarian diet among children and adolescents in Germany. Results from EsKiMo II. Ernahrungs Umschau 66(5): 85–91 www.ernaehrungs-umschau.de/fileadmin/Ernaehrungs-Umschau/pdfs/pdf_2019/05_19/EU05_2019_WuF_Lage_Barbosa_en.pdf (letzter Zugriff 8.4.2020)

Petter K, Pohlmann T (2007). Die große vegane Nährwerttabelle. www.veganity.com/GVNWT/Naehrwerttabelle.pdf (letzter Zugriff 8.4.2020)

Rittenau N.: Vegan-Klischee ade! Wissenschaftliche Antworten auf kritische Fragen zu veganer Ernährung. Ventil Verlag; 5. Auflage, verb. Aufl. (12. September 2018)

Sandmann F.-K., Michalsen A. et al. Mit Ernährung heilen: Besser essen – einfach fasten – länger leben. Neuestes Wissen aus Forschung und Praxis. Insel Verlag 2019

Proteine

Bundeszentrum für Ernährung (BEL), Informationen des zu Chia und Hanfsamen: www.bzfe.de/inhalt/chiasamen-554.html und https://www.bzfe.de/inhalt/hanf-6580.html (letzter Zugriff 8.4.2020)

DGE-Referenzwerte für Proteine ww.dge.de/wissenschaft/referenzwerte/protein/ (letzter Zugriff 8.4.2020)

Proveg. Omega-3-Fettsäuren: Vorkommen in pflanzlichen Lebensmitteln. 9.2.2019 proveg.com/de/ernaehrung/naehrstoffe/omega-3-fettsaeuren/?gclid=EAIaIQobChMI5N2Tgoa-4wIVlcx3Ch-1Kzg-FEAAYBCAAEgKyavD_BwE (letzter Zugriff 8.4.2020)

Pabel B, et al. für das Bundeszentrum für Ernährung. Hülsenfrüchte: Verarbeitung. Wie geht es nach der Ernte weiter www.bzfe.de/inhalt/huelsenfruechte-verarbeitung-4131.html (letzter Zugriff 8.4.2020)

Verbraucherzentrale. Chia-Samen – wie gesund ist das angebliche Superfood wirklich? Stand 5.12.2019 www.verbraucherzentrale.de/wissen/lebensmittel/nahrungsergaenzungsmittel/chiasamen-wie-gesund-ist-das-angebliche-superfood-wirklich-11792 (letzter Zugriff 8.4.2020)

Fette und Öle

DGE-Referenzwerte für Fette www.dge.de/wissenschaft/referenzwerte/fett/ (letzter Zugriff 8.4.2020)

Stiftung Warentest. Denn zum Streichen sind sie da. Alternativen zu Butter. Test Ausgabe 11/2019

Stiftung Warentest. FAQ Butter und Margarine Welches Fett ist besser? 21.3.2018, www.test.de/FAQ-Butter-und-Margarine-Welches-Fett-ist-besser-5207242–0/#question-3 (letzter Zugriff 8.4.2020)

Gemüse und Obst

Deutsche Gesellschaft für Ernährung www.dge.de/ernaehrungspraxis/vollwertige-ernaehrung/5-am-tag/ (letzter Zugriff 8.4.2020)

DGE 2012. Sekundäre Pflanzenstoffe und ihre Wirkung auf die Gesundheit. www.dge.de/wissenschaft/weitere-publikationen/fachinformationen/sekundaere-pflanzenstoffe-und-ihre-wirkung/ (letzter Zugriff 8.4.2020)

Klein M. A-Z, Verbraucherzentrale Nordrhein-Westfalen: Obst und Gemüse richtig lagern. www.mehrwert.nrw/richtiglagern (letzter Zugriff 15.04.2020)

Webseite des Vereins 5 am Tag e.V. www.5amtag.de/ (letzter Zugriff 8.4.2020)

Eier

Bundeszentrum für Ernährung (BZfE). Eier: Gesund essen: Was macht Eier so wertvoll? www.bzfe.de/inhalt/eier-gesund-essen-4168.html (letzter Zugriff 8.4.2020)

Getränke

Umweltbundesamt: FAQs zu Nitrat im Grund- und Trinkwasser. https://www.umweltbundesamt.de/themen/wasser/grundwasser/nutzung-belastungen/faqs-zu-nitrat-im-grund-trinkwasser#was-ist-der-unterschied-zwischen-trinkwasser-rohwasser-und-grundwasser (letzter Zugriff 10.08.2020)

DGE. Referenzwerte Wasser www.dge.de/wissenschaft/referenzwerte/wasser/ (letzter Zugriff 8.4.2020)

Verbraucherzentrale. Fruchtsaftgetränke – Hauptsache: Zuckerwasser. www.lebensmittelklarheit.de/informationen/fruchtsaftgetraenke-hauptsache-zuckerwasser Stand 20.12.2018 (Internetportal gefördert im Rahmen der Initiative »Klarheit und Wahrheit« des Bundesministeriums für Ernährung und Landwirtschaft) (letzter Zugriff 8.4.2020)

Jutta Kamensky – Verbraucher Service Bayern. Mineralwasser mit Fruchtgeschmack. Stand 26.11.2019 www.vis.bayern.de/ernaehrung/lebensmittel/gruppen/wassermitfrucht.htm(letzter Zugriff 8.4.2020)

Zusammenstellung

Bundeszentrum für Ernährung. Ernährungspyramide: Was esse ich? www.bzfe.de/inhalt/was-esse-ich-981.html (letzter Zugriff 8.4.2020)

DEBInet. Deutsches Ernährungsberatungs- und Informationsnetz. Vollwertige Ernährung – Umsetzung. Die Ernährungspyramide www.ernaehrung.de/tipps/vollwertig/vollwert12.php (letzter Zugriff 8.4.2020)

Proveg. So einfach geht gesunde pflanzliche Ernährung: Der vegane Ernährungsteller Stand 16.1.2019. https://proveg.com/de/ernaehrung/veganer-ernaehrungsteller/ (letzter Zugriff 8.4.2020)

Vegetarierbund Deutschland. Vegetarische Ernährungspyramide. www.ugb.de/downloads/pdf/other/VEBU_vegetarische_Pyramide.pdf (letzter Zugriff 8.4.2020)

Vitamine und Nährstoffe

DGE Referenzwerte/Schätzwerte für eine angemessene Zufuhr von Vitamin B_{12} (Cobalamine) www.dge.de/wissenschaft/referenzwerte/vitamin-b12/ (letzter Zugriff 8.4.2020)

Reinehr D., Schnabel M., Wabitsch M. Vitamin-D-Supplementierung jenseits des zweiten Lebensjahres. Gemeinsame Stellungnahme der Ernährungskommission der Deutschen Gesellschaft für Kinder und Jugendmedizin (DGKJ e.V.) und der Deutschen Gesellschaft für Kinderendokrinologie und Diabetologie (DGKED e.V.) Monatsschr Kinderheilkd 2018; 166:814–822 www.dgkj.de/fileadmin/user_upload/Stellungnahmen/1804_EKSN_VitaminDnach2temLj.pdf letzter Zugriff 8.4.2020

Bundesministerium für Ernährung und Landwirtschaft (BMEL). Jodversorgung in Deutschland: Ergebnisse des Jodmonitorings. www.bmel.de/DE/Ernaehrung/GesundeErnaehrung/_Texte/DEGS_JodStudie.html (letzter Zugriff 8.4.2020)

Stiftung Warentest. Vitamin-D-Pilze. Halten diese Champignons, was sie versprechen? Beitrag vom 14.1.2019 www.test.de/Vitamin-D-Pilze-Halten-diese-Champignons-was-sie-versprechen-5419461–0/ (letzter Zugriff 8.4.2020)

Nahrungsergänzungsmittel

Bundesinstitut für Risikobewertung (BfR) Höchstmengen für Vitamine und Mineralstoffe in Nahrungsergänzungsmitteln. 01/2018, 9.1.2018 www.bfr.bund.de/de/presseinformation/2018/01/hoechstmengen_fuer_vitamine_und_mineralstoffe_in_nahrungsergaenzungsmitteln-203269.html (letzter Zugriff 8.4.2020)

Bundeszentrale für gesundheitliche Aufklärung (BZgA): Fit ohne Pillen. Stand Juli 2008. www.bzga.de/infomaterialien/ernaehrung-bewegung-stressregulation/gutdrauf-tipp-fit-ohne-pillen/ (letzter Zugriff 8.4.2020)

Schuster Frank: Dr. Pille. Test Multivitaminpräparate. Ökotest Ausgabe Oktober 2019 www.oekotest.de/gesundheit-medikamente/Vitamintabletten-Test-Was-Vitaminpraeparate-wirklich-bringen_10865_1.html (letzter Zugriff 8.4.2020)

Test Vitaminpräparate. Bestenfalls nutzlos. Öko-test-Jahrbuch für 2016

Übersicht bei Stiftung Warentest: https://www.test.de/thema/nahrungsergaenzungsmittel/

Nahrungsergänzungsmittel für Vegetarier & Veganer vom 6.3.2019, www.test.de/Nahrungsergaenzungsmittel-fuer-Vegetarier-Veganer-Von-unnoetig-bis-unverzichtbar-5440674–0/ (letzter Zugriff 8.4.2020)

Zu viel des Guten. Vitamine. Test Ausgabe September 2017

Verbraucherzentrale: Oft zu viel Jod in Meeresalgen-Produkten. Stand 2.9.2019 www.verbraucherzentrale.de/wissen/lebensmittel/nahrungsergaenzungsmittel/oft-zu-viel-jod-in-meeresalgenprodukten-8540 (letzter Zugriff 8.4.2020)

Vegetarische Ernährung und Zahngesundheit

BBC News 20.05.2008. Smoothies ›can damage your teeth‹ news.bbc.co.uk/2/hi/health/7409825.stm (letzter Zugriff 8.4.2020)

Deutsche Gesellschaft für Zahnerhaltung (DGZ), Deutsche Gesellschaft für Zahn-, Mund- und Kieferheilkunde (DGZMK) (Federführung). S2k-Leitlinie. Kariesprophylaxe bei bleibenden Zähnen – grundlegende Empfehlungen. Stand: Juni 2016. Kurzversion unter www.awmf.org/uploads/tx_szleitlinien/083–021k_S2k_Kariesprophylaxe_2017–03.pdf (letzter Zugriff 8.4.2020)

Deutsche Gesellschaft für Parodontologie (DG PARO), Deutsche Gesellschaft für Zahn-, Mund- und Kieferheilkunde (DGZMK) S3-Leitlinie (Kurzversion). Häusliches mechanisches Biofilmmanagement in der Prävention und Therapie der Gingivitis. Stand: November 2018 www.awmf.org/uploads/tx_szleitlinien/083–022k_S3_Haeusliches-mechanisches-Biofilmmanagement-Praevention-Therapie-Gingivitis_2018–11_1.pdf (letzter Zugriff 8.4.2020)

Das Suppenkasper-Problem

Anja: Picky Eaters: Essen studieren und vielleicht probieren. 14. 6. 2017. Von guten Eltern. www.vonguteneltern.de/picky-eaters-essen-studieren-und-vielleicht-probieren/ (letzter Zugriff 8.4.2020)

Caton S.J. et al. Learning to Eat Vegetables in Early Life: The Role of Timing, Age and Individual Eating Traits. PLOS one Mai 2014; doi.org/10.1371/journal.pone.0097609 (letzter Zugriff 8.4.2020)

Gätjen E. Ernährungserziehung. Kinder brauchen Vorbilder. UGB-Forum 2/13. www.ugb.de/kinder-gesund-ernaehren/ernaehrungserziehung-kinder-brauchen-vorbilder/druckansicht.pdf (letzter Zugriff 8.4.2020)

Wesolowski K.: Elfmal essen, bis es schmeckt. FAZ online, aktualisiert am 23.8.2017. www.faz.net/aktuell/stil/essen-trinken/gemuese-jeden-tag-elf-mal-essen-bis-es-schmeckt-15159247-p3.html (letzter Zugriff 8.4.2020)

Und noch ein paar pragmatische Tipps und Tricks für den Alltag

Tipps und Tricks

Max-Planck-Institut für Bildungsforschung. Pressemitteilung vom 14.10.2019: Sechs Komponenten einer gesunden Familienmahlzeit. Metaanalyse mit weltweit über 29.000 Proband*Innen. www.mpib-berlin.mpg.de/pressemeldungen/qualitaet-von-familienmahlzeiten (letzter Zugriff 8.4.2020)

Helferlein in Küche und Haushalt

Tipps der Verbraucherzentralen, z. B. www.verbraucherzentrale.de/wissen/umwelt-haushalt (letzter Zugriff 8.4.2020)

Der Umgang mit dem Sonntagsbraten bei den Großeltern

Heinrich-Böll-Stiftung, Bund für Umwelt- und Naturschutz Deutschland, Le Monde Diplomatique: Fleischatlas 2018: Daten und Fakten über Tiere als Nahrungsmittel – Rezepte für eine bessere Tierhaltung. 2. Auflage www.bund.net/fileadmin/user_upload_bund/publikationen/massentierhaltung/massentierhaltung_fleischatlas_2018.pdf (letzter Zugriff 8.4.2020)

Landesstiftungen der Heinrich-Böll-Stiftung, Bund für Umwelt- und Naturschutz Deutschland, Heinrich-Böll-Stiftung. (2016). Fleischatlas Deutschland Regional 2016. Daten und Fakten über Tiere als Nahrungsmittel. Berlin. www.bund.net/fileadmin/user_upload_bund/publikationen/massentierhaltung/massentierhaltung_fleischatlas_regional_2016.pdf (letzter Zugriff 8.4.2020)

Entspannt auswärts und im Urlaub essen

Patrick Bolk. Vegane Restaurantsuche: die besten Suchmaschinen und Apps. veggieworld.de/hilfe-bei-der-veganen-restaurantsuche-mit-suchmaschinen-und-apps/ (letzter Zugriff 8.4.2020)

Rezepte im Netz (Auswahl)

INFORM Deutschlands Initiative für gesunde Ernährung und mehr Bewegung. Rezeptdatenbank. www.schuleplusessen.de/rezepte/rezeptdatenbank/ (letzter Zugriff 8.4.2020)

Proveg (vegan) proveg.com/de/ernaehrung/vegane-rezepte/ (letzter Zugriff 8.4.2020)

Vegan taste week vegan-taste-week.de/rezepte/rezeptdatenbank (letzter Zugriff 8.4.2020)

Nützliche Adressen

Verband der Diätassistenten – Deutscher Bundesverband e.V. (VDD) www.vdd.de Suchfunktion unter www.vdd.de/diaetassistenten/umkreissuche/

Berufsverband Oecotrophologie e.V. (VDOE) www.vdoe.de, Suchfunktion unter www.vdoe.de/expertenpool.html

Verband für Ernährung und Diätetik e.V. (VFED) www.vfed.de, Suchfunktion unter www.vfed.de/de/fachkräfte-suche/fachkräfte-suche

Deutsche Gesellschaft der qualifizierten Ernährungstherapeuten und Ernährungsberater QUETHEB e.V. www.quetheb.de, Suchfunktion unter https://www.quetheb.de/expertenpool/

Berufsverband der diplomierten Ernährungs-Psychologischen BeraterInnen www.epb-schweiz.ch, Suchfunktion unter www.epb-schweiz.ch/wp/beraterin-suchen/

Verband der Ernährungswissenschaften Österreichs veö, www.veoe.org/

Verband für Unabhängige Gesundheitsberatung e.V. (UGB): Link zu Liste von Berufsverbänden im Ernährungssektor www.ugb.de/linktipps/berufsverbaende-im-ernaehrungssektor/

Deutsches Ernährungs- und Informationsnetz DEBInet http://www.ernaehrung.de/adressen/

Deutsche Gesellschaft für Ernährungsmedizin e.V. (DGEM) www.dgem.de

Physicians Association for Nutrition (PAN) https://pan-int.org/de

Bibliografische Information der Deutschen Nationalbibliothek
Die Deutsche Nationalbibliothek verzeichnet diese Publikation in der Deutschen Nationalbibliografie; detaillierte bibliografische Daten sind im Internet über http://dnb.d-nb.de abrufbar.

Programmplanung: Uta Spieldiener
Projektmanagement: Annalena Müller
Redaktion: Bettina Snowdon, Hamburg
Bildredaktion: Christoph Frick, Caroline Merdian
Umschlaggestaltung und Layout: CYCLUS · Visuelle Kommunikation, Stuttgart

Bildnachweis:
Umschlagfoto und Bild S. 3: Simone Schneider, Stuttgart
Autorenfoto: Foto Fehling, Berlin
People-Fotos: Simone Schneider, Stuttgart
Food-Fotos und Zeichnungen: Daniela Sonntag
Foodstyling: Stephanie Türck
Die abgebildeten Personen haben in keiner Weise etwas mit dem Thema zu tun.

1. Auflage 2021

TRIAS Verlag in Georg Thieme Verlag KG
Rüdigerstraße 14, 70469 Stuttgart, Germany

www.trias-verlag.de

Printed in Germany

Satz: Reemers Publishing Services GmbH, Krefeld
gesetzt in Adobe Indesign CS 2020
Druck: Westermann Druck Zwickau GmbH, Zwickau

Gedruckt auf chlorfrei gebleichtem Papier

ISBN 978-3-432-11292-3
Auch erhältlich als E-Book:
eISBN (ePub) 978-3-432-11293-0

1 2 3 4 5 6

Wichtiger Hinweis: Wie jede Wissenschaft ist die Medizin ständigen Entwicklungen unterworfen. Forschung und klinische Erfahrung erweitern unsere Erkenntnisse. Ganz besonders gilt das für die Behandlung und die medikamentöse Therapie. Bei allen in diesem Werk erwähnten Dosierungen oder Applikationen, bei Rezepten und Übungsanleitungen, bei Empfehlungen und Tipps dürfen Sie darauf vertrauen: Autoren, Herausgeber und Verlag haben große Sorgfalt darauf verwandt, dass diese Angaben dem Wissensstand bei Fertigstellung des Werkes entsprechen. Rezepte werden gekocht und ausprobiert. Übungen und Übungsreihen haben sich in der Praxis erfolgreich bewährt.

Eine Garantie kann jedoch nicht übernommen werden. Eine Haftung des Autors, des Verlags oder seiner Beauftragten für Personen-, Sach- oder Vermögensschäden ist ausgeschlossen.

Datenschutz
Wo datenschutzrechtlich erforderlich, wurden die Namen und weitere Daten von Personen redaktionell verändert (Tarnnamen). Dies ist grundsätzlich der Fall bei Patienten, ihren Angehörigen und Freunden, z.T. auch bei weiteren Personen, die z.B. in die Behandlung von Patienten eingebunden sind.